Haifa MTIR

Mediastinite após cirurgia cardíaca

Haifa MTIR

Mediastinite após cirurgia cardíaca

Factores preditivos de mortalidade

ScienciaScripts

Imprint

Any brand names and product names mentioned in this book are subject to trademark, brand or patent protection and are trademarks or registered trademarks of their respective holders. The use of brand names, product names, common names, trade names, product descriptions etc. even without a particular marking in this work is in no way to be construed to mean that such names may be regarded as unrestricted in respect of trademark and brand protection legislation and could thus be used by anyone.

Cover image: www.ingimage.com

This book is a translation from the original published under ISBN 978-620-6-72564-0.

Publisher:
Sciencia Scripts
is a trademark of
Dodo Books Indian Ocean Ltd. and OmniScriptum S.R.L publishing group

120 High Road, East Finchley, London, N2 9ED, United Kingdom
Str. Armeneasca 28/1, office 1, Chisinau MD-2012, Republic of Moldova, Europe
Printed at: see last page
ISBN: 978-3-330-34892-9

Conteúdo

1 INTRODUÇÃO

A abordagem do mediastino anterior através de uma esternotomia mediana vertical e sua osteossíntese com fios de aço ao final da operação foi descrita pela primeira vez por Milton em 1897. Foi somente em 1956 que M.Julian a apresentou como a via de acesso de escolha em cirurgia cardíaca(I).

O esterno é a pedra angular da dinâmica torácica. Sujeito a um stress pós-operatório constante (movimento, respiração, tosse), a esternotomia é uma zona de instabilidade torácica e, portanto, de fragilidade, com um risco elevado de complicações cicatriciais(2).

A mediastinite pós-cirurgia cardíaca é uma infeção profunda do local da cirurgia e inclui o envolvimento de tecidos acima do nível subcutâneo, ou seja, osteomielite do esterno ou envolvimento de órgãos e tecidos retroesternais(3).

O mediastino é convencionalmente dividido em três partes: anterior, média e posterior. A mediastinite após cirurgia cardíaca é anterior, ao contrário da mediastinite otorrinolaringológica, resofágica ou dentária, que são normalmente posteriores.

Trata-se de uma complicação terrível, que exige um tratamento urgente que combina uma componente cirúrgica, baseada na limpeza e no desbaste das zonas infectadas, e uma componente médica, essencialmente uma antibioterapia probabilística(4,5).

Está associada a uma taxa de mortalidade não negligenciável, a um custo adicional de hospitalização prolongada com repercussões económicas significativas e a um impacto na vida socioprofissional dos sobreviventes(6,7).

Estamos interessados no estudo da mediastinite pós-operatória, que continua a ser uma complicação muito grave.

Vários estudos têm-se debruçado sobre os factores de risco para o desenvolvimento de mediastinite, com o objetivo de iniciar programas de prevenção para limitar a incidência desta infeção.

Infelizmente, não podemos atuar sobre todos estes factores, alguns dos quais são inerentes às caraterísticas da população.

Este é, de facto, o problema na cirurgia cardíaca, em que a maioria dos doentes tem múltiplos defeitos.

E apesar dos constantes avanços na terapêutica e no tratamento dos doentes, a mediastinite pós-operatória continua a ser uma complicação formidável, inevitável para alguns doentes (se a relação benefício/risco for ponderada), mas ainda controlável se for corretamente diagnosticada e tratada(8).

Com base nestes resultados, este estudo procura identificar os factores que predizem a mortalidade em doentes com infecções do local da cirurgia.

O conhecimento aprofundado dos factores de risco e dos meios de controlo é a pedra angular da prevenção.

Os objectivos deste trabalho foram :
-   Descrever as caraterísticas dos doentes que desenvolveram esta complicação.
-   Identificar os factores de risco de mortalidade.
-   Determinação da taxa de mortalidade

2 MATERIAIS E MÉTODOS

I. Tipo de estudo

Para atingir os objectivos propostos, foi realizado um estudo observacional transversal retrospetivo, incluindo doentes operados por esternotomia mediana vertical, no Serviço de Cirurgia Cardiotorácica do HMPIT, entre 1 de janeiro de 2010 e 31 de dezembro de 2019.

O estudo inclui uma secção descritiva sobre as várias caraterísticas clínicas, operatórias e pós-operatórias dos doentes e uma secção analítica que destaca os factores de risco de mortalidade e morbilidade neste tipo de procedimento.

II. População do estudo

Durante este período de 10 anos, 55 doentes desenvolveram mediastinite no nosso serviço.

Os critérios de inclusão foram:
- A abordagem inicial: uma esternotomia mediana vertical.
- A infeção é profunda (para além da mesa esternal).
- A necessidade de desbridamento cirúrgico.

III. Definição

A mediastinite é uma infeção profunda do local da cirurgia após uma esternotomia mediana vertical.

Segundo a definição dos CDC (centros de controlo e prevenção de doenças)

Elie inclui um dos seguintes critérios:

- Isolamento de um microrganismo de uma amostra do mediastino.
- Evidência de mediastinite aquando de uma nova cirurgia.
- Dor no peito, instabilidade esternal, hipertermia > 38°C + descarga purulenta ou hemocultura positiva.

Quadro I Definição de mediastinite de acordo com o CDC

Mediastinitis (in adults) must meet at least 1 of the following criteria:

1. Patient has organisms cultured from mediastinal tissue or fluid obtained during a surgical operation or needle aspiration.
2. Patient has evidence of mediastinitis seen during a surgical operation or histopathologic examination.
3. Patient has at least 1 of the following signs or symptoms with no other recognized cause: fever (>38°C), chest pain, or sternal instability.

AND at least 1 of the following:
- purulent discharge from mediastinal area
- organisms cultured from blood or discharge from mediastinal area
- mediastinal widening on radiography

A mediastinite (em adultos) deve preencher pelo menos um dos seguintes critérios!

1. O doente tem organismos cultivados a partir de tecido ou **fluido** mediastínico obtido durante uma operação cirúrgica ou aspiração por agulha.
2. O doente tem evidência de mediastinite observada durante uma operação cirúrgica ou exame histopatológico.

3. O doente apresenta pelo menos um dos seguintes sinais ou sintomas sem outra causa reconhecida: febre (>38 C), dor torácica ou instabilidade esternal.
E, pelo menos, uma das seguintes opções:
* descarga purulenta da zona do mediastino
* organismos cultivados a partir de sangue ou secreções da zona do mediastino
* alargamento do mediastino na radiografia

- IMC: Índice de Massa Corporal, tal como definido pela Organização Mundial de Saúde, indica se o indivíduo tem peso a menos (IMC<18,5), peso normal (18,5 = IMC<25), excesso de peso (25 = IMC<30) ou obesidade (IMC=30).

- Euroscore II: European System for Cardiac Operative Risk Evaluation, uma pontuação utilizada para avaliar o risco de cirurgia cardíaca antes da operação e a mortalidade esperada neste tipo de doentes.

- Disfunção cardíaca: um limiar de FEVE <50% e umTAPSE<18 foi considerado para aVD.

IV. Métodos

1. Recolha de dados

Os dados foram recolhidos dos registos médicos, notas operatórias, registos de anestesia e registos da unidade de cuidados intensivos no departamento de cirurgia cardíaca e torácica do HMPIT, utilizando um modelo pré-definido (Anexo 1).

V. Análise estática

Os dados foram introduzidos e analisados com recurso ao software SPSS versão 23.

1. Análise descritiva

As variáveis categóricas foram expressas pelas suas frequências absolutas (números) e pelas suas frequências relativas (percentagens).

As variáveis quantitativas foram expressas pelas suas médias e desvios-padrão quando as suas distribuições seguiam a distribuição normal; caso contrário, foram expressas pelas suas medianas e valores extremos.

A normalidade das variáveis foi testada utilizando o teste de Kolmogorov-Smirnov. Todos os valores são expressos em números arredondados.

2. Estudo analítico

2.1. Análise univariada

As percentagens foram comparadas utilizando o teste Chi 2 de Pearson se as condições de aplicação fossem verificadas, caso contrário utilizou-se o teste exato de Fisher. As médias foram comparadas utilizando o teste t de Student para as variáveis que seguem a distribuição normal, caso contrário utilizou-se o teste U de Mann Whitney.

2.2. Análise multivariada

A regressão logística binária foi utilizada para a análise multivariada dos fatores independentemente associados à mortalidade pós-operatória. O teste de Hosmer-Lemeshow foi utilizado para verificar a qualidade do ajuste do modelo. Em todos os testes estatísticos, o nível de significância foi fixado em 0,05.

3. Pesquisa por palavra-chave

A bibliografia foi obtida a partir de várias fontes científicas disponíveis na Internet.

Os motores de busca científica utilizados foram : PubMed, ReaserchGate, Google Scholar e Science Diret.

Foram utilizadas as seguintes palavras-chave:

Mediastinite, cirurgia cardíaca, mortalidade, infeção.

4. Considerações éticas

Foi obtido o acordo prévio dos vários chefes de departamento incluídos no estudo.

3 RESULTADOS

I. Plano do estudo

Estudamos as caraterísticas dos pacientes que desenvolveram mediastinite após cirurgia cardíaca.

No total, foram incluídos 55 doentes. 17 doentes morreram e vamos determinar a contribuição da mediastinite para esta mortalidade.

Estudámos as caraterísticas da população em geral e depois as de cada grupo.

Os grupos foram comparados em termos de dados pré, peri e pós-operatórios, bem como as suas diferenças estatísticas numa análise univariada. Este aspeto será desenvolvido nos parágrafos seguintes.

Por último, são apresentadas em pormenor as análises multivariadas de cada critério.

II. Caraterísticas da população em geral

1. Dados pré-operacionais

1.1. Idade

A idade mediana era de 61 anos, com uma média de 60 anos. Os extremos variavam entre 21 e 83 anos.

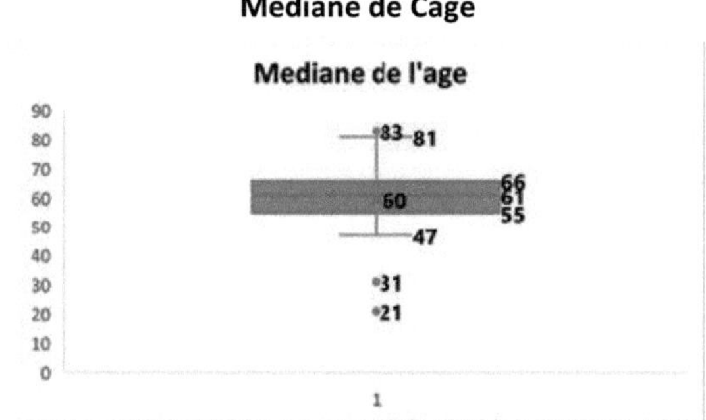

Figura 1 Média e mediana de Γaðe em anos.

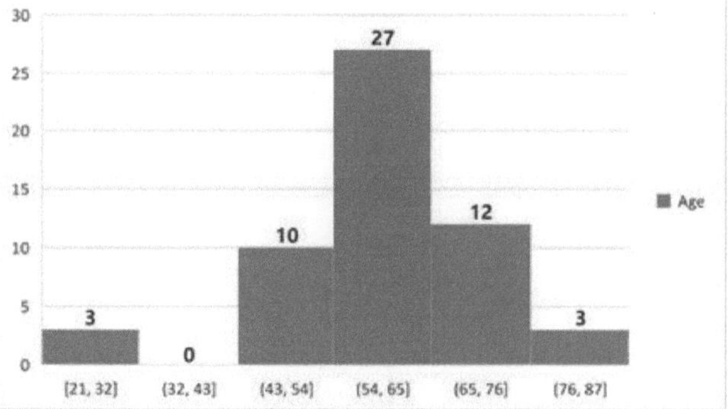

Figura 2 Distribuição percentual da população por idade

1.2. Género

20% (11 doentes) eram mulheres e 80% (44 doentes) eram homens.

1.3. Excesso de peso e obesidade

A mediana do l'IMC foi de 26, com uma média de 31.

27% dos doentes tinham excesso de peso, 22% eram obesos e apenas um era obeso mórbido.

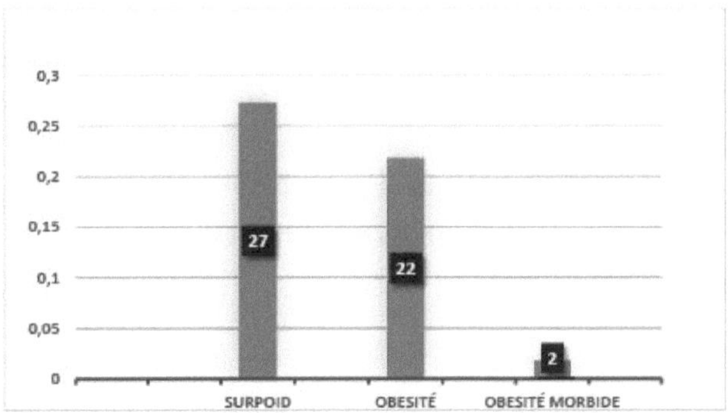

Figura 3 Distribuição percentual da população de acordo com o IMC

1.4. Fumar

71% dos doentes eram fumadores.

1.5. Comorbilidades

84% dos doentes tinham pelo menos uma comorbilidade, dominada pela hipertensão, diabetes e dislipidemia.

23% dos diabéticos eram mal equilibrados (a mediana da HbAlc foi de 8, com valores entre 5 e 12), maioritariamente do tipo II (97%), com uma idade mediana estimada de 10 anos.

2 doentes estavam a tomar corticosteróides.

Todas estas comorbilidades estão descritas no gráfico abaixo.

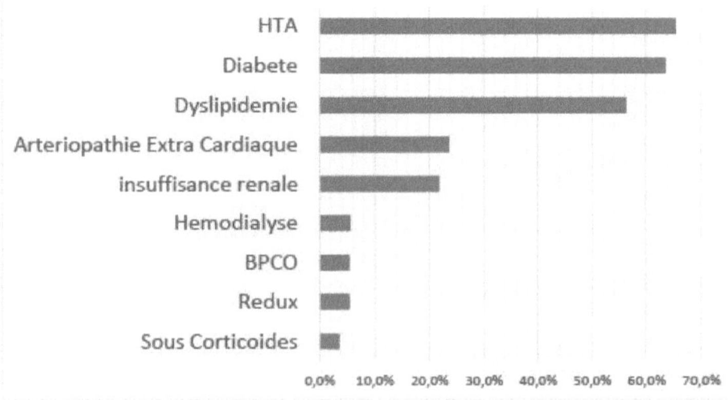

(hipertensão, diabetes, dislipidemia, insuficiência renal, hemodiálise, DPOC, doença arterial).

Figura 4 Distribuição percentual da população por comorbilidade

1.6 Pontuação Euro II

A pontuação média do euro II foi de 2 e a mediana de 1, com extremos que variam de 1 a6.

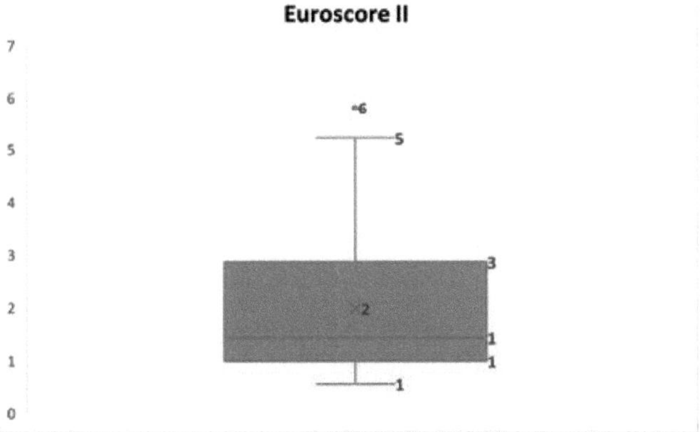

Figura 5 Média e mediana da pontuação Euros

1.7 Avaliação da função cardíaca após o bypass :

16 doentes apresentavam disfunção do VE (29%), 8 doentes (20%) apresentavam disfunção do VD.

A FEVE mediana foi de 50% e a média de 48%.

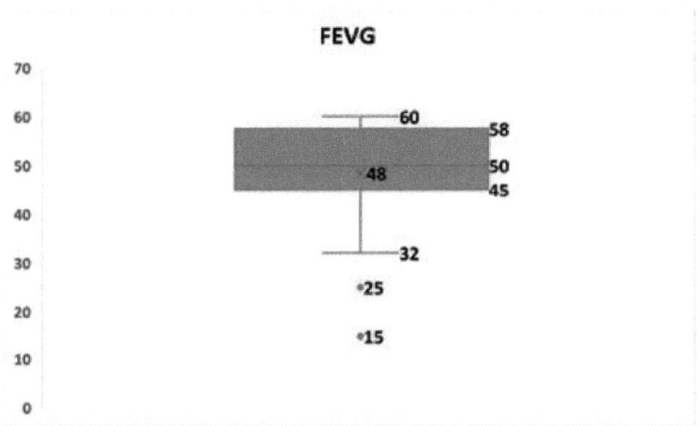

Figura 6 FEVE média e mediana em percentagem

1.8. Dados da intervenção inicial

1.8.1. Tipo de intervenção

73% das operações foram bypasses coronários, 17% bypasses valvulares. Dois casos de ressecção de uma membrana sub-aórtica, um doente operado a um mixoma de OG, um doente operado a um defeito do septo auricular e um doente operado a uma endocardite infecciosa que beneficiou de uma substituição da válvula.

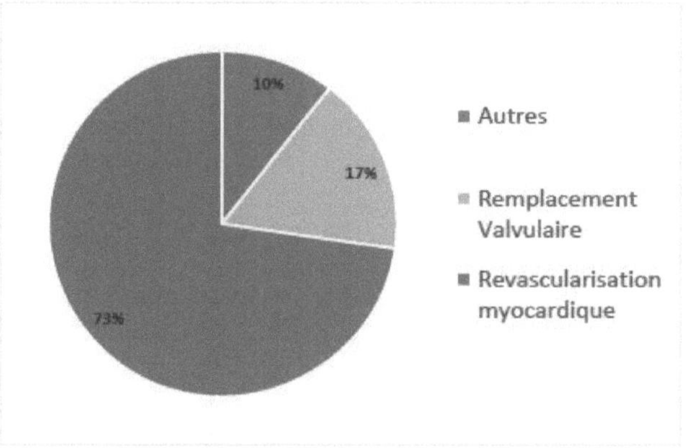

- Outros
- Substituição da válvula
- Revascularização do miocárdio

Figura 7 Tipo de / intervenção iniciada em percentagem

No que respeita à revascularização do miocárdio, apenas 14% dos doentes recorreram à utilização de ambas as artérias mamárias.

E o número médio de vasos revascularizados foi de 3.

É de salientar que 3 doentes (5%) eram doentes redutores.

1.8.2. Duração da cirurgia de bypass e do pinçamento da aorta

O tempo de bypass foi de 126 min (mediana) e de pinçamento aórtico de 83 min (mediana).

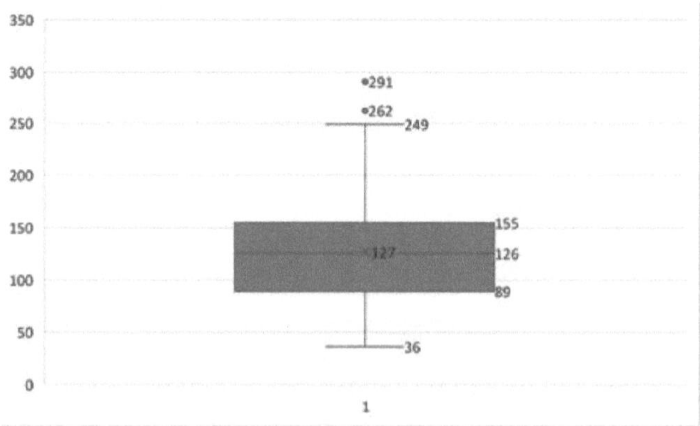

Figura 8 Tempo médio e mediano de CEC em minutos

10

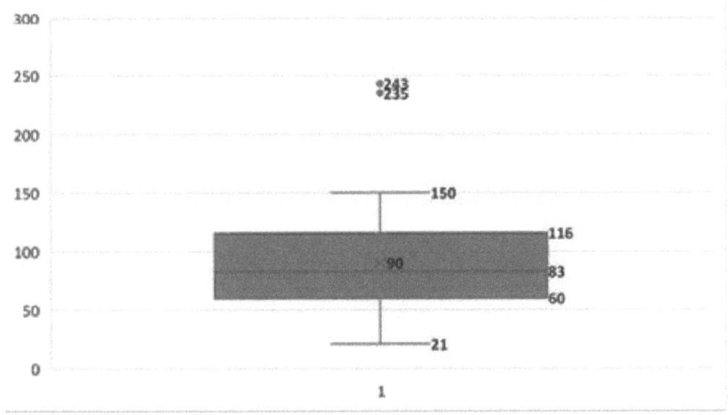

Figura 9 Tempo médio e mediano de pinçamento aórtico em minutos

1.8.3. Complicações pós-ECC

O tempo médio de permanência nos cuidados intensivos após a cirurgia de bypass foi de 6 dias, com uma mediana de 4 dias e extremos que variaram de 1 a 23 dias.

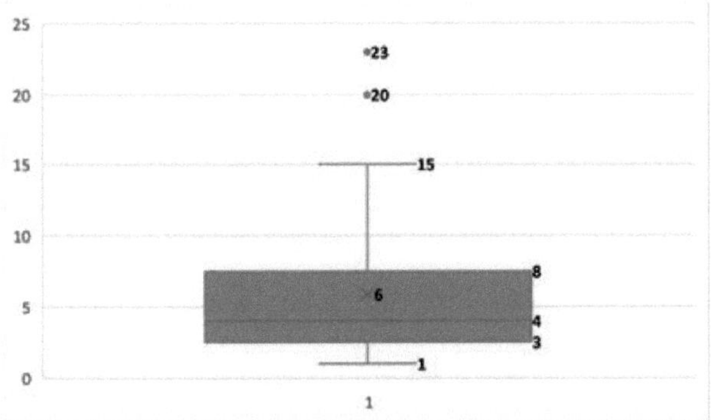

Figura 10 Duração média e mediana do internamento nos cuidados intensivos, em dias

As complicações pós-CEC foram subdivididas em três grupos principais: cardíacas, sépticas e outras.

10 pacientes (18%) desenvolveram disfunção cardíaca pós-CEC, dos quais 4 (7%) necessitaram de assistência cardíaca, como ECMO ou balões de contra-pulsação.

22 doentes (40%) apresentavam sépsis, principalmente de origem pulmonar (20 doentes, 36%), com dificuldade respiratória em 25% (14 doentes).

De notar que 9 doentes necessitaram de reintubação (16%).

8 doentes (14%) necessitaram de hemodiálise dos 14 doentes (25%) com insuficiência renal.

6 pacientes (11%) foram reexaminados para hemostasia.

Outras complicações são descritas no quadro abaixo.

É de salientar que o tempo de ventilação inicial pós-CEC foi de 6 dias em média e de

11

36 dias em média.

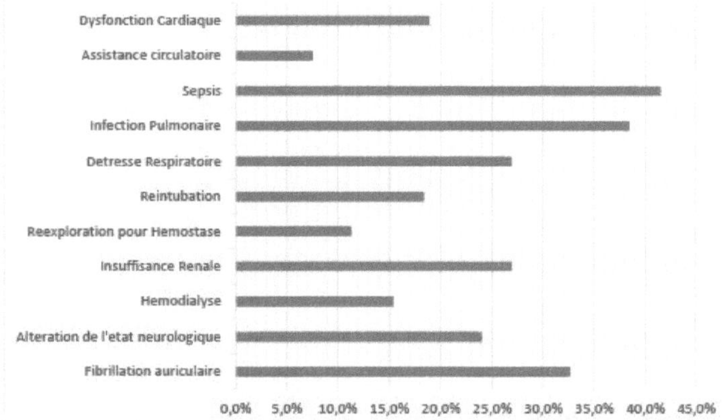

Figura 11 Distribuição percentual da população de acordo com o tipo de complicações desenvolvidas após a cirurgia de bypass

2. Elementos de diagnóstico
2.1. População total

Atrasos no tratamento em relação ao início dos sintomas são apresentados em pormenor no quadro seguinte.

Quadro II Tempos de tratamento da população total em dias

População mundial	Média	Mediane	Valor mínimo	Valor máximo
Tempo até ao início dos sintomas	9	9	1	24
Intervalo entre o início dos sintomas e o diagnóstico	3	1	0	27
Intervalo entre o diagnóstico e a recuperação	1	0	0	4

2.2. Doentes diagnosticados durante o internamento :

78%, ou seja, 43 dos doentes, foram diagnosticados durante o mesmo internamento para a primeira operação.

Os doentes diagnosticados durante o mesmo internamento foram subdivididos em dois subgrupos: os diagnosticados na unidade de cuidados intensivos e os diagnosticados na enfermaria.

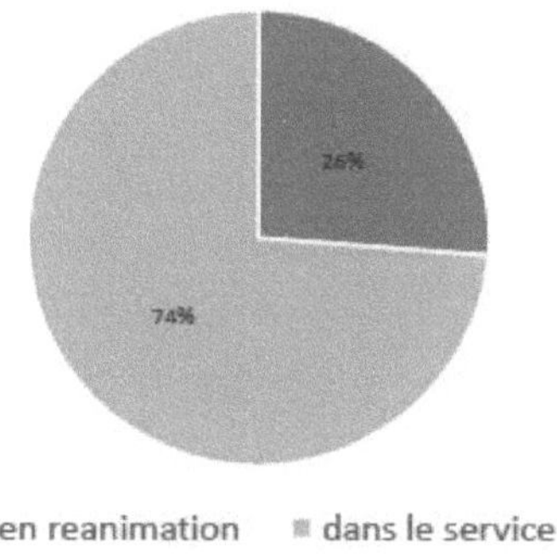

nos cuidados intensivos ■ na enfermaria

Figura 12 Repartição da população por tempo de internamento no momento do diagnóstico em percentagem

2.3. Doentes diagnosticados na unidade de cuidados intensivos versus doentes diagnosticados na enfermaria

Os tempos de tratamento foram mais longos para os doentes diagnosticados nos cuidados intensivos do que para os diagnosticados na enfermaria. Os tempos de tratamento são apresentados em pormenor no quadro seguinte.

Tabela III Oë/ai de cuidados para pacientes 41aðno5ŭðuë durante a sua estadia em dias

Diagnóstico durante a sua estadia	Tempo até ao início dos sintomas		Intervalo entre a sintomatologia e o diagnóstico	Intervalo entre o diagnóstico e a recuperação		Intervalo entre o início dos sintomas e a recuperação	
	Serviço	Rea	Serviço Rea	Serviço	Rea e	Serviço	Rea
Média	10	8	23	1	1	3	4
Mediane	9	7	12	0	1	1	3

3. Doentes diagnosticados após a alta

12 doentes (22%) desenvolveram sintomas após a alta hospitalar.

Tabela IV Oë!a1 gestão para pacientes diagnosticadosë após a alta em dias

Diagnóstico após a alta	Média	Mediane
Tempo até ao início dos sintomas	10	9
Intervalo entre a sintomatologia e a admissão	2	1
Intervalo entre a admissão e a recuperação	1	1

4. Elementos de diagnóstico

Relativamente aos sinais clínicos, concentrámo-nos nos apresentados na literatura: na nossa série, a febre é o mais comum, com ou sem descarga esternal associada, instabilidade esternal, inflamação local, perda de pele ou dor torácica.

As percentagens indicadas no quadro seguinte representam a população total.

Quadro V Sinais clínicos de alerta na população em geral

População total	Percentagem
Febre	64%
Dor no peito	12%
De Serosite	38%
De Pus	31%
Instabilidade do esterno	36%
Inflamação da cicatriz	27%
Perda de substância cutânea	10%

Em seguida, subdividimos a população em três grupos, de acordo com o momento do diagnóstico: nos cuidados intensivos, na enfermaria ou após a alta inicial.

Quadro VI Sinais clínicos dos doentes diagnosticados nos cuidados intensivos

Diagnóstico nos cuidados intensivos	Percentagem	
Febre	90%	
Dor no peito		0%
De Serosite	10%	
De Pus	20%	
Instabilidade do esterno	20%	
Inflamação da cicatriz		0%
Perda de substância cutânea		0%

Quadro VII Sinais clínicos de alerta para doentes diagnosticados após a alta hospitalar

Diagnóstico após a alta inicial	Percentagem
Febre	42%
Dor no peito	36%
De Serosite	42%
De Pus	42%
Instabilidade do esterno	42%
Inflamação da cicatriz	33%
Perda de substância cutânea	42%

Apenas 38% dos casos foram considerados urgentes e o diagnóstico baseou-se em dados clínicos na maioria dos casos (57%).

É de salientar que 64% dos doentes diagnosticados nos cuidados intensivos efectuaram uma TAC torácica antes do diagnóstico.

Na altura do diagnóstico, 28% dos doentes encontravam-se em estado crítico, como se pode ver no gráfico abaixo.

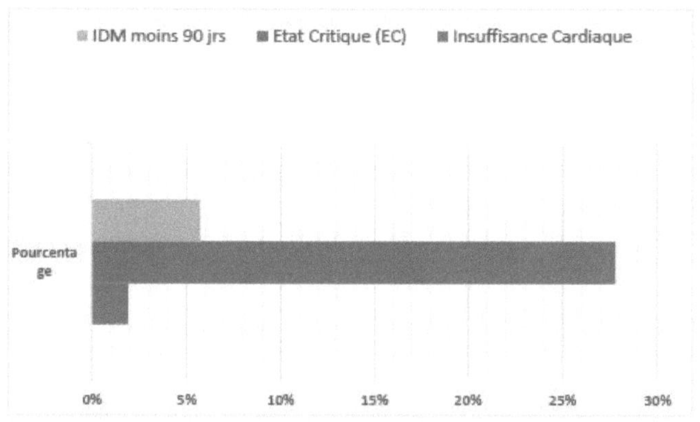

Figura 13 Distribuição da população de acordo com a gravidade da sua doença no momento do diagnóstico

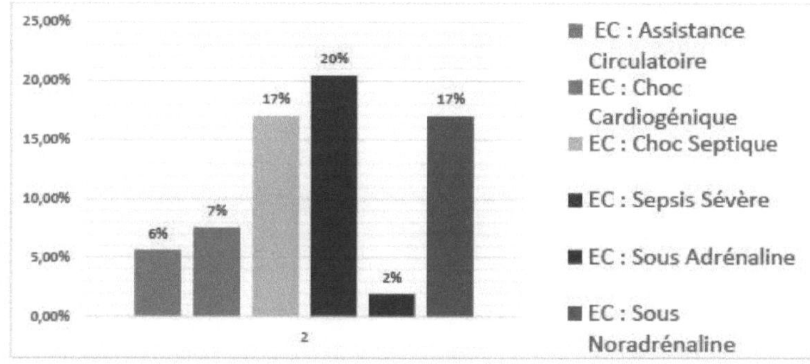

Figura 14 Distribuição da população de acordo com a natureza do seu estado crítico

Destes doentes, 20% já se encontravam nos cuidados intensivos.

4.1. Elementos de diagnóstico paraclínico

4.1.1. Elementos biológicos

As bases da PCR, dos leucócitos, da procalcitonina, se disponível, e da hemoglobina pré-operatória são indicadas no quadro seguinte.

Tabela VIII O ë1ëmeM$ biológico antes da aquisição.

Antes da aquisição	Média	Mediane	Mínimo	Máximo
Hemoglobina	9	8	7	14
Leucócitos	16	15	7	39
PRC	221	213	26	628
PCT	14	1	0	200

4.1.2. Dados bacteriológicos pré-operatórios

Sempre que possível (exceto em casos de extrema urgência), foi recolhida uma série de hemoculturas e uma amostra local do local da operação.

Apenas 12 amostras foram positivas, a maioria identificando um estafilococo (aureus, coagulase negativo, Methi S, Methi R).

4.1.3. Terapia antibiótica pré-retomada

70% dos doentes foram submetidos a tratamento antibiótico probabilístico antes da cirurgia por suspeita de mediastinite.

A duração mediana do tratamento com antibióticos é estimada em 3 dias e a média em

5 dias para a população em geral.

Este período é mais longo para as pessoas diagnosticadas nos cuidados intensivos do que para as diagnosticadas na unidade pré-operatória.

Quadro IX Duração do tratamento com antibióticos antes do reinício

Duração do TBA	Média	Mediana	Mínimo	Máximo
Nos cuidados intensivos	7	5	4	11
No departamento	5	2	1	18

A maioria dos antibióticos tomados foi para pneumopatia infecciosa após cirurgia de bypass, uma causa de atraso no diagnóstico.

5. Dados intra-operatórios

O tratamento cirúrgico baseou-se na exploração da ferida, no desbridamento do tecido desvitalizado e necrótico e na remoção das suturas esternais.

A amostragem intra-operatória foi sistemática.

Todos os doentes foram submetidos a um encerramento durante a mesma operação. Nenhum doente necessitou de reconstrução com retalhos musculares ou VACtherapy (encerramento assistido por vácuo).

A diferença residia na técnica de vedação (fio de aço) e na escolha do sistema de aspiração.

5.1. Técnicas de fecho

Na comparação das técnicas de encerramento do esterno, optámos por três métodos: fios de aço simples interrompidos combinados, em alguns casos, com fios de suporte lateral (técnica de Robicsek modificada) (45%), fios simples e em "X" (32%).

A mediana do número de fios de aço aplicados durante o encerramento cirúrgico do esterno foi de 6 e de 8, se incluirmos os fios laterais utilizados.

5.2. Drenagem cirúrgica

A drenagem de rotina com aspiração contínua Redivac (94% dos casos), combinada nalguns casos com drenos torácicos n.º 30-32 French, foi efectuada em todos os doentes durante pelo menos 15 dias.

6. Dados pós-operatórios

6.1. Complicações pós-operatórias

6.1.1. Permanecer nos cuidados intensivos

58% dos doentes necessitaram de um internamento na UCI, como se pode ver no quadro seguinte.

Quadro X Duração do internamento nos cuidados intensivos pós-recuperação, em dias

	Média	**Mediana**	**Mínimo**	**Máximo**
Tempo de permanência nos cuidados intensivos recuperação	9	3	1	78

6.1.2. Complicações imediatas pós-recuperação

Nenhum dos doentes necessitou de suporte hemodinâmico ou de recuperação pós-operatória imediata.

As outras complicações são descritas em seguida.

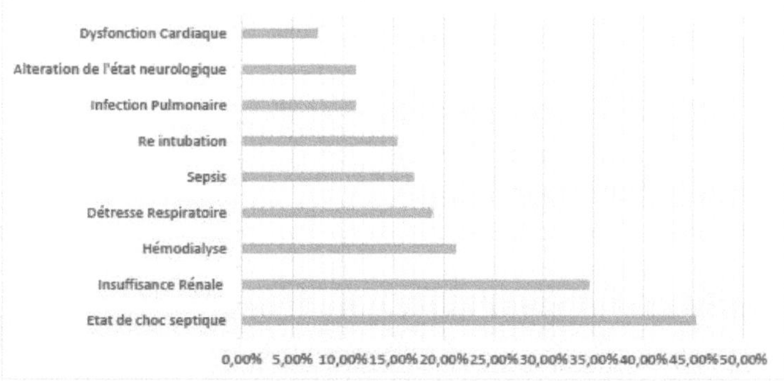

Figura 15 Repartição da população por tipo de complicações pós-recuperação (%)

A maioria dos doentes admitidos nos cuidados intensivos desenvolveu choque sético com insuficiência da função renal.

Segue-se a dificuldade respiratória que requer intubação em 44% dos casos. E nesta tabela detalhamos as complicações relativas aos doentes diagnosticados nos cuidados intensivos.

Tabela XI Complicações pós-recuperação em doentes diagnosticados na unidade de cuidados intensivos

	Percentagem
Re intubação	44%
Infeção pulmonar	44%
Dificuldade respiratória	67%
Disfunção cardíaca	11%
Alteração do estado neurológico	22%
Choque sético	89%
Sépsis	22%
Insuficiência renal	78%

Hemodiálise	44%

6.1.3. Dados biológicos pós-operatórios

Foram estudados os níveis de PCR, a hemoglobina e a necessidade de transfusão.

41 pacientes necessitaram de uma transfusão intra ou pós-operatória, conforme detalhado nesta tabela.

Quadro XII Dados biológicos pós-operatórios

	Média	Mediane	Mínimo	Máximo
Número de glóbulos vermelhos transfundir	1	1	0	5
Hemoglobina (mínima) em g/dl	9	9	5	12
PCR (máximo)	212	185	30	475

6.1.4. Dados microbiológicos pós-operatórios

56% dos doentes tiveram uma amostra intra-operatória local positiva.

A duração média do tratamento antibiótico intra-hospitalar foi estimada em 21 dias, seguida de 3 semanas de terapia oral na alta.

6.1.5. Duração da drenagem torácica

A drenagem torácica foi mantida por uma média de 12 dias, com uma mediana de 10 dias e extremos de 3 e 42 dias.

6.1.6. Complicações pós-operatórias: Recorrência da infeção

Estes incluíam infeção persistente, fistulização da pele, corrimento (pus ou serosite), perda de tecido cutâneo e recorrência de mediastinite. De notar que quatro casos repetidos estavam relacionados com a recorrência da mediastinite e apenas um com a hemostase.

No caso de infecções superficiais das paredes, o tratamento local com pensos coloidais tem produzido resultados satisfatórios.

Quadro XIII Complicações pós-operatórias locais

Tipo de complicação	Percentagem
Recorrência de mediastinite	9%
Revisão cirúrgica	11%
Persistência da ('Infeção	26%
Fistulização da pele	2%
Fluxo	22%
Perda de substância cutânea	11%

6.1.7. Estadia pós-reinício

Tabela XIV Durações pós-operatórias de 5ë]ouz em dias.

	Média	Mediane	Desvio padrão	Mínimo	Máximo
Tempo de	6	3	15	1	78

permanência nos cuidados intensivos				
Duração do internamento pós-operatório	21	19	14	1	78
Duração total da estadia	38	35	18	3	97

7. Mortes

17 doentes (31%) faleceram no pós-operatório, dos quais 5 (9%) por choque sético.

II. Comparação dos dois grupos: sobreviventes versus falecidos: estudo univariado

1. Factores preditivos de mortalidade pré-operatória

A análise univariada mostrou que as seguintes variáveis foram preditivas de mortalidade peroperatória:

Disfunção do VD, função do VE, tempo de permanência na unidade de terapia intensiva pós-CEC, necessidade de assistência circulatória, desenvolvimento de disfunção cardíaca, alteração do estado neurológico, recurso à reintubação, sepse, fibrilação atrial e hemodiálise.

Também diagnóstico durante uma estadia nos cuidados intensivos, tecido serosite, utilização de noradrenalina, choque sético, amostragem local antes da recuperação.

Tabela XV Estudo univariado dos dados demográficos e antecedentes na população geral preditivos de mortalidade

| | Oonnëe3 Dëmográfico e an1ëcëдеп13 população ëtudiëe | | | | Estudo 11nManë |
	População total	População dëcëdëe	População sobrevivente		OU Teste do Qui-quadrado [Mínimo - Máximo]
	Número Percentagem	Número Percentagem	Número Percentagem		
Disfunção do ventrículo direito	820%	562%	39%		nnn "16,11 [2.5- **0,001** ' 'rl 103.5

Tabela XVI Estudo univariado dos dados pré-operatórios preditivos de mortalidade

Oonnëe3 prë opëra1o!re população ë1ид!ëe

	População total		População dëcëdëe		População sobrevivente		Estudo 11nK/anë
	Média	Mëdiane	Média	Mëdiane	Média	Mëdiane	
FEVE (%)	48	50	36	38	51	53	**0.001**

Tabela XVII Estudo univariado dos factores pré-operatórios preditivos de mortalidade na operação

inicial

	Ooппёез прё opёra1o!re população ёtudiёe				Estudo итуапё
	População total		População dëcëdëe	População sobrevivente	
	Média	Mëdian	Média Mëdian	Média Mëdiane	
Ouгёе зё]ouг pós ressuscitação ECC.	64		97	4	3	**0,003**

Tabela XVIII Estudo univariado das complicações pós-CEC preditivas de mortalidade

	Ooппёез прё opёra1o!re população ёtudiёe						Estudo 11пМапё	
	População total		População dëcëdëe		População sobrevivente			
Complicação pós-CEC	Total de efectivos	Percentagem	Trabalhadores	Percentagem	Força de trabalho	Percentagem	Teste Qui-quadrado 2	OU [Mínimo - Máximo]
Assistência circulatória	4	7%	4	23%	0	0%	**0,002**	3,77 [2,37-6]
Disfunção cardíaca	10	19%	6	35%	4	11%	**0,036**	4,36 [1,04-18,4]
Disfunção VD	8	20%	5		62%	3	9%	**0,001**	16,11 [2,51-103,55]
Alteração do estado neurológico	12	24%	7	47%	5	14%	**0,014**	5,25 [1,31-21,03]
Re intubação	9	18%	5	38%	4	11%	**0,029**	5 [1,09-23]
Sépsis	22	41%	11	65%	11	31%	**0,019**	4,17 [1,23-14,14]
Fibrilhação auricular	17	33%	10	62%	7	19%	**0,002**	6,9 [1,88-25,49]
f^modialise	8	15%	5	31%	3	8%	**0,035**	5 [1,02-24,41]

Quadro XIX Estudo univariado dos factores preditivos de mortalidade segundo o local de diagnóstico

		Ooппёез прё opёra1o!re população ёtudiёe				Estudo 11пМапё	
		População total		População dëcëdëe	População sobrevivente		
Diagnóstico de	Mediastinite	Efeito total	Percentagem	Número Percentagem	Número Percentagem	Teste Qui-quadrado 2	OU [Mín - Máx]
Durante a sua estadia	Nos cuidados intensivos	11	26%	857%	311%	**0,001**	11,11 [2,25-54,94]

	No departamento	31	74%	643%	2589%	****

Tabela XX Estudo univariado dos sinais de alerta preditivos de mortalidade

Ооппёез prё opёra1о!re população ё1ид!ёе Estudo 11пМапё

Tabela Clínica	População total	População dёcёdёе	População sobrevivente			
	Percentagem total	Número Percentagem	Número Percentagem	Teste Chi 2	OU [Mínimo - Máximo]	
Edição зёгозкё	2038%	17%	1951%	0,003	0,067 [0,008-0,57]	

Tabela XXI Estudo univariado das caraterísticas clínicas no momento do diagnóstico preditivas de mortalidade

Ооппёез prё opёra1о!re população ё1ид!ёе Estudo 11пК/апё

População total População dёcёdёе População sobrevivente QD

Estado clínico	Total de efectivos	Percentagem	Força de trabalho	Percentagem	Força de trabalho	Percentagem	Teste Qui-quadrado 2	[Mínimo - Máximo].
Insuficiência cardíaca	1	2%	1	7%	0	0%	0,108	**
IDM menos 90	3	6%	3	20%	0	0%	0,005	**
Estado crítico	15	28%	10	62%	5	13%	0	11 [2,76-43,8]
Assistência Circulatório	3	6%	3	19%	0	0%	0,006	**
Choque Cardiogёnique	4	7%	4	27%	0	0%	0,001	**
Choque sético	9	17%	6	40%	3	8%	0,005	7,78 [1,62-37,3]
"i-Sepsis 5ёyёre	11	20%	8	50%	3	8%	0	11,67 [2,52-54,05]
Sob Adrenalina	1	1%	1	7%	0	0%	0,11	**
Abaixo de Noradrenalina	9	17%	6	40%	3	8%	0,005	7,78 [1,62-37,3]

Quadro XXII Estudo univariado dos factores de diagnóstico preditivos de mortalidade

	Oonnпёез prë opëra1o!re população ё1ид!ёе					Estudo 11пMапё
			OU [Mínimo Máximo]			
	População total		População dëcëdëe		População sobrevivente	
	Teste de diagnóstico					
	Número	Percentagem	Número	Percentagem	Número	Percentagem Qui-quadrado 2
Levy Local Prë Takeover	29	59%	3	23%	26	72% **0,002** [0,03-0,51]

Tabela XXIII Estudo univariado dos factores de diagnóstico preditivos de mortalidade

	Oonпёез prë opëra1o!re população ётudiёe			Estudo
Oonёез Pré Aquisição	População total	População dëcëdëe	População sobrevivente	U пп/апё
	Média Mëdian	Média Mëdian	Média Mëdian	
PCR (Máx.)	221213	289279	193175	**0,01**

2. Factores preditivos de mortalidade intra e pós-operatória

A reanimação pós-operatória, a reintubação, a dificuldade respiratória, o choque sético, o desenvolvimento de insuficiência renal e o recurso à hemodiálise mantiveram-se no estudo univariado como factores preditivos de mortalidade pós-operatória.

A recorrência da mediastinite, a infeção persistente e a alta também foram considerados factores preditivos da mortalidade pós-operatória.

Tabela XXIV Estudo univariado dos dados pós-operatórios preditivos de mortalidade

	Dados pós-operatórios da população estudada			Estudo da Univarie	
	População total	População falecida	População sobrevivente	Teste	
Postar Opëra1oие	Percentagem total	Número Percentagem	Número Percentagem	Qui-quadra do 2	OU [Mínimo Máximo]
Ficar em reanimação	3158%	1493%	1745%	0,001	17,29 [2,06-145,11]

Tabela XXV Estudo univariado das complicações pós-operatórias preditivas de mortalidade

	Donr^es post opëra1o!re população ё1ид!ёе						Estudo 11n1yanë	
	População total		População dëcëdëe		População sobrevivente		Teste	
Complicação pós-recuperação	Efeito total	Percentagem	Efeito se	Percentagem	Força de trabalho	Percentagem	Qui-quadrado 2	OU [Mínimo - Máximo]
Exploração de Re	0	0%	0	0%	0	0%	**0,022**	5,67 [1,15-27,94]
Assistência	0	0%	0	0%	0	0%	**0,027**	6,55 [1,05-40,67]
Re intubação	8	15%	5	33%	3	8%	**0,013**	5,67 [1,31-24,47]
0ё1re$5e Respiratório	10	19%	6	40%	4	10%	**0,001**	18,5 [1,94-176,9]
Disfunção cardíaca	4	7%	2	13%	2	5%	**0**	39,2 [4,55-

							337,68]
Choque sético	24	45%	14	93%	10	26%	**0,014**	4,67 [1,3-16,74]
Insuficiência rëna1e 18		35%	9	60%	9	24%	**0,022**	5,67 [1,15-27,94]
I^modiálise	11	21%	5	33%	6	16%	**0,027**	6,55 [1,05-40,67]

Tabela XXVI Estudo univariado do desenvolvimento de sépsis como preditor de mortalidade

Oonëez população ëtudiëe	Estudo иn1yanë		
	Teste Chi 2	OU	Mínimo - Máximo
5epbcëт!e Post CEC	**0,035**	3,53	1,07 -11,7
5epbcëт!e Admissão	**0**	17,33	4,19 - 71,7
5epbcëт!e Post Reprise	**0,001**	10,31	2,06 -1,58
5epbcëт!e	**0,001**	**	**

Tabela XXVII Estudo univariado dos dados intra e pós-operatórios preditivos de mortalidade

Doações por e pós opëra1o!re população ë1ид!ёe

Oonëez por et post opëra1o!re	População total		População dëcëdëe		População sobrevivente		Estudo U пп/anë
	Média	Mëdiane	Média	Mëdiane	Média	Mëdiane	
Número de glóbulos vermelhos concentrados	1,12	1,00	2,10	2,00	0,81	0,00	**0,04**
PRC	211,87	185,50	297,18	316,00	185,06	174,00	**0,009**

Tabela XXVIII Estudo univariado dos factores pós-operatórios preditivos de mortalidade

Oonппёeз post opëra1o!re população   ëtudiëeEtude Univanë

Suites pós-recuperação	População total		População dëcëdëe		População sobrevivente		Teste Qui-quadrado 2	OU [Mínimo - Máximo]
	Total de efectivos	Percentagem	Trabalhadores	Percentagem	Trabalhadores	Percentagem		
Pë<^|ye Mëdiastinitis	4	9%	3	37%	1	3%	**0,001**	22,2 [1,92-256,82]
Revisão cirúrgica	5	11%	4	50%	1	2%	**0**	37 [3,28-416,92]
Persistência Infeção	12	26%	5	62%	7	18%	**0,01**	7,38 [1,42-38,42]
Fluxo percи1anë	10	22%	5	62%	5	13%	**0,002**	11 [1,98-60,99]

III. Factores de risco: estudo multivariado

A idade superior a 60 anos e a admissão em estado crítico foram identificadas como factores preditores independentes de mortalidade.

Embora um tempo de ventilação inicial pós-CEC superior a 4 horas e uma FEVE >50% tenham sido identificados como factores protectores independentes para a mortalidade.

Quadro XXIX: Estudo multivariado dos factores preditivos de mortalidade

Variáveis	Significado	OU		IC
Idade >60 anos	**0,036**	61,913	1,308	2930,032
Юиѓёе ventilação inicial pós-CEC >4 horas	**0,033**	0,010	0,000	0,687
Admissão crítica ё1а1	**0,021**	38,327	1,752	838,540
FEVG соnзеrуё	**0,017**	0,068	0,008	0,614

4 DISCUSSÃO

A esternotomia ainda é considerada a incisão de referência para a cirurgia cardíaca, apesar da revolução da cirurgia minimamente invasiva e robótica(9).

Oferece uma excelente exposição e permite o controlo visual e manual de todo o campo operatório(lO).

E que, apesar da gestão dos factores de risco e das precauções tomadas, a ocorrência da infeção está indissociavelmente ligada a certas caraterísticas imutáveis(2).

A explicação para estas diferenças é multifatorial: as definições de infeção diferem de um autor para outro. Existem duas definições de mediastinite após cirurgia cardíaca. Uma definição restritiva baseia-se na necessidade de repetir a cirurgia com cultura positiva de amostras mediastinais ou com uma aparência macroscópica de mediastinite.

Pode ser utilizada para identificar os doentes mais graves, mas pode não detetar mediastinite de início precoce. A outra definição, mais ampla, baseia-se essencialmente no conceito de infeção do local cirúrgico do mediastino profundo proposto pelos Centros de Controlo e Prevenção de Doenças (CDC) dos EUA(4,ll). Em geral, os estudos baseados na definição restritiva relataram uma menor incidência de mediastinite do que os estudos que utilizaram a definição do tipo CDC(4,12).

As séries francesas disponíveis mostram uma taxa de mediastinite da ordem de 2 a 3%, de acordo com a definição do CDC(5,13), e uma taxa de 1 a 1,5% quando a infeção é definida pela repetição da operação.

Conforme definido pelo CDC(5), a mediastinite continua sendo uma grave complicação infecciosa da cirurgia cardíaca com alta taxa de mortalidade(8).

A terapia antibiótica e o desbridamento cirúrgico do tecido infetado são os pilares do tratamento. O momento da cirurgia é crucial, o mais cedo possível para evitar a propagação da infeção(14).

Se for corretamente gerida, o prejuízo para a sobrevivência, a qualidade de vida e o estatuto socioeconómico é sempre significativo(15).

O Elie tem uma incidência variável e uma taxa de mortalidade não negligenciável que varia entre 10% e 35% e 40% em algumas séries (2,16) e 30,9% na nossa população.

No entanto, as incidências relatadas na literatura variam muito, de 0,25% a 6,5%.

[eme]Na nossa série, a população era predominantemente de 3 idades, com uma mediana de 61 anos, multitarefa, 84% tinha pelo menos uma comorbilidade, com um predomínio do sexo masculino de 80%.

Predominam a hipertensão (65,5%), a diabetes (63,6%) e a dislipidemia (56,4%).

O procedimento cirúrgico inicial foi o bypass coronário em 73% dos casos e a maioria dos doentes foi diagnosticada durante o mesmo internamento (78%), quer nos cuidados intensivos quer na enfermaria (74%).

A apresentação clínica foi dominada pela febre (64%), com 15 doentes (28%) em estado crítico aquando do diagnóstico.

A tomografia computorizada do tórax foi utilizada para o diagnóstico em 43% dos doentes, principalmente quando o quadro clínico era mau.

De facto, a febre foi o único sinal presente em 9 doentes, e estes são normalmente os doentes diagnosticados nos cuidados intensivos.

E apesar do grande número de amostras bacteriológicas recolhidas, apenas 55% foram positivas, principalmente para estafilococos.

O choque sético pós-operatório foi a complicação mais grave, sendo responsável por 45% dos casos e 5 mortes.

os restantes óbitos foram, dado o estado crítico dos doentes, relacionados com insuficiência cardíaca ou séptica de origem pulmonar.

Estes dados mostram-nos a dificuldade de gestão da mediastinite, apesar de estar bem codificada, e a necessidade de um tratamento polivalente(2).

I. Análise descritiva

1. Dados pré-operacionais

1.1. Dados demográficos

1.1.1. Idade

Com uma idade média de 59 anos e uma idade mediana de 61 anos, a nossa população é mais jovem do que a maioria das séries (17-19) (que define a idade superior a 70 anos como um fator de risco). Este facto é comparável ao descrito anteriormente na Tunísia por Kallel et al, Ouerchefani et al(12,20).

De facto, isto é consistente com o facto de algumas séries que estudaram a cicatrização do esterno terem demonstrado que a idade superior a 45 anos é um fator de risco independente para a cicatrização tardia do esterno, sendo ela própria um fator prognóstico importante no desenvolvimento de mediastinite(21).

Esta diferença de idade pode ser explicada pelo facto de o advento e o desenvolvimento da cardiologia de intervenção levar a que os doentes propostos para cirurgia sejam mais velhos(15) e com mais comorbilidades, nomeadamente para cirurgia coronária ou cirurgia combinada, técnicas mais desenvolvidas no Ocidente do que na Tunísia(16,22).

1.1.2. Tipo

80% dos pacientes incluídos em nosso estudo eram homens, assim como as duas séries tunisianas(12,20). A predominância de mulheres(23-27) ou homens(7,15,17,28) difere de acordo com as séries e as caraterísticas de cada população.

Um risco acrescido nas mulheres deve-se, segundo alguns autores, à diferença na distribuição da gordura e a uma circulação periférica mais deficiente nas mulheres do que nos homens (23).

Outros sugerem que o aumento da tensão ínfero-lateral exercida pelo tamanho das mamas na ferida de esternotomia contribui para a deiscência da ferida e subsequente infeção(26,27).

1.1.3. IMC

Apenas 20% da nossa população era de constituição normal. A obesidade como fator de risco para mediastinite tem sido amplamente estudada(17,19,25,26,28,29), com uma prevalência comparável à da nossa série. Vários mecanismos estão envolvidos, incluindo a farmacocinética e a farmacodinâmica dos fármacos, que são difíceis de estimar e reduzem a biodisponibilidade dos fármacos, especialmente dos antibióticos. Há também um aumento das cargas mecânicas pós-operatórias e uma diminuição da vascularização do tecido adiposo, o que pode afetar negativamente a cicatrização da ferida(23,26,30-32).

1.1.4. Tabaco

A maioria dos nossos doentes era fumadora, com uma percentagem de 71%. Esta percentagem é claramente superior à descrita na literatura(15,17).

Não encontrámos estudos suficientes que relatem o impacto direto do tabagismo na génese da mediastinite.

No entanto, alguns autores sugerem que o tabaco enfraquece o sistema imunitário e altera a microcirculação dos tecidos, atrasando a cicatrização das feridas. Pode também contribuir para a génese de infecções, alterando a flora nasofaríngea e acentuando a tosse (l,17,33,34).

1.2. Antecedentes

Na nossa série, predominam a hipertensão, a diabetes e a dislipidemia.

A hipertensão arterial e a dislipidemia têm sido referidas na literatura, mas não se sabe se são factores implicados na génese direta da infeção(17,35). No entanto, são importantes factores de risco cardiovascular que devem ser considerados em todos os doentes.

Por outro lado, Ali U, et al(36) mencionaram no seu estudo o interesse da hipercolesterolemia como fator de proteção através da modelação da reação inflamatória.

20% da nossa população tem danos na rede vascular periférica comparáveis aos encontrados por Perrault et al(37) e M.G.Fakih et al(38). Esta lesão é um fator importante na avaliação da operabilidade: lesão vascular dos troncos supra-aórticos e prognóstico neurológico pós-operatório.

A arteriopatia obliterativa dos membros inferiores também pode ser tratada se for necessária assistência circulatória periférica.

1.2.1. Diabetes

A diabetes tem demonstrado ser um dos mais importantes preditores de mediastinite, estando presente na maioria das séries, multiplicando o risco de infeção com uma prevalência comparável à da nossa população(12,17,20,37).

A hiperglicemia crónica tem consequências nefastas para o sistema imunitário, interferindo com a cicatrização do esterno. Além disso, o dano vascular nas fases iniciais da doença contribui para a hipóxia e isquémia dos tecidos locais(24,26,39).

A Sociedade Americana de Diabetes recomenda uma HbAlc pré-operatória de <7% sempre que possível. O limite superior de glicemia recomendado é de 1,8g/dl durante o período pré, per e pós-operatório, e infusões contínuas de insulina devem ser utilizadas se necessário(l,23,34).

A diabetes é um tema de grande debate em termos de revascularização miocárdica, especialmente a revascularização arterial. Alguns autores têm demonstrado que o processo inflamatório gerado pela infeção altera a qualidade do enxerto e a sobrevida a longo prazo(28,39,40).

1.2.2. Insuficiência renal

A insuficiência renal é um fator poderoso e independente na ocorrência de infeção(17,24,37,41).

22% dos nossos doentes apresentavam alterações da função renal e apenas 3 doentes (6%) faziam hemodiálise crónica. Na maioria das séries foi relatada baixa prevalência, com diferentes graus de gravidade.

Uma taxa de filtração glomerular reduzida está associada a um risco acrescido de infeção do local da cirurgia. Biancari et al mostraram que uma taxa de filtração glomerular estimada inferior a 60 ml/min/1,73 m2 estava associada a um risco quase duas vezes maior de infeção do local da cirurgia (24,41).

A desregulação imunitária causada pela uremia e o mau estado geral dos doentes com insuficiência renal podem também explicar esta suscetibilidade à infeção do local da cirurgia(24,41).

Finalmente, com um risco aumentado de hemorragia intra-operatória, a insuficiência renal pode estar indiretamente associada à infeção pós-operatória(24,41).

1.2.3. DPOC e terapêutica com corticosteróides

A prevalência de doentes com DPOC foi muito baixa na nossa população, 6% ou 3 doentes. Esta prevalência é baixa quando comparada com a encontrada na literatura (17,18,28,42).

Esta baixa prevalência pode dever-se ao facto de a maioria dos doentes com DPOC não ser frequentemente reconhecida e não ser seguida(12,20).

Multiplicando o risco por 2,5, Abdelnoor et al e Phoon et al(18,43) referiram dois factores principais: a colonização bacteriana constante em doentes com DPOC e a tosse, que causa instabilidade esternal.

1.2.4. Função cardíaca

A função bi-ventricular na nossa série foi satisfatória na maioria dos doentes.

Esta média é equivalente às referências encontradas para uma FEVE média entre 50 e 55%.

A série define os pacientes com disfunção ventricular esquerda (<45%) como susceptíveis de desenvolver uma infeção do sítio cirúrgico(23,25,36).

Não encontrámos quaisquer estudos que descrevam a disfunção cardíaca direita como uma entidade única, mas sim a disfunção cardíaca global ou a disfunção cardíaca esquerda.

A disfunção cardíaca tem um impacto grave no pós-operatório: permanência prolongada nos cuidados intensivos, uso de altas doses de catecolaminas, baixo débito cardíaco, etc., favorecem a alteração da perfusão tecidular e acentuam a vasoconstrição, contribuindo para a génese da infeção e constituindo um fator importante de morbilidade e mortalidade(25).

1.3. Dados da primeira operação

1.3.1. Natureza da ação inicial

A cirurgia de revascularização do miocárdio foi a mais realizada, com um percentual de 73%, prevalência comparável à encontrada na literatura estudada(15,28,39,44-47) e à de kallel et al(12).

Numa revisão sistemática da literatura japonesa, Hirahara et al(47) observaram uma regressão significativa no número de operações de bypass coronário a favor da angioplastia, com mais cirurgias combinadas em indivíduos mais jovens. No entanto, a cirurgia de bypass coronário continua associada a um risco acrescido de infeção.

Embora apenas 14% dos nossos doentes tenham beneficiado de revascularização bimamária, que se revelou um importante fator de risco, oferecendo ao doente uma melhor qualidade de vida a longo prazo, esta taxa é muito baixa quando comparada com a descrita pela maioria das séries, mas comparável com a publicada por kallel et al(12), tendo em conta os hábitos do nosso serviço.

As técnicas de retirada da artéria mamária têm sido amplamente estudadas na literatura, com a retirada do esqueleto versus pedículo, e a retirada da artéria radial como alternativa, principalmente em pacientes obesos e diabéticos, com o objetivo de preservar ao máximo a vascularização esternal(43-46).

O número de vasos revascularizados não parece ser um fator determinante, embora pareça desempenhar um papel no prolongamento do tempo de bypass.

Os doentes submetidos a substituição valvular isolada ou combinada de revascularização, ou que desenvolveram endocardite infecciosa, têm maior probabilidade de ter ficado com sequelas operatórias complicadas, com necessidade de internamento prolongado em cuidados intensivos, assistência circulatória, doses elevadas de catecolaminas, baixo débito cardíaco, etc., ambiente que favorece a génese da infeção, como já foi descrito(4).

1.3.2. Circulação extracorporal

Todos os doentes foram operados sob circulação extracorporal, com canulação arterial ao pé do tronco arterial braquiocefálico e cânula ao nível da aurícula direita, ou canulação bicava com offload esquerdo colocado através da veia pulmonar superior direita.

A proteção do miocárdio foi fornecida por uma solução de cardioplegia quente em normotermia.

A duração da circulação extracorporal é estimada em 125 min e 83 min para a duração do pinçamento da aorta.

Este facto pode ser explicado pela complexidade de certos procedimentos cirúrgicos, pelo número de vasos a revascularizar e ainda mais no caso de cirurgia combinada ou redux.

Estes tempos diferem consideravelmente entre as séries, com um tempo de clampagem aórtica de 48 min e um tempo de bypass de 81 min para Ali U, et al(36) comparado com 84 min de clampagem aórtica e 112 min de bypass para Chan et al(17).

1.3.3. Complicações após circulação extracorporal

As consequências pós-operatórias da CEC descritas na nossa série podem ser subdivididas em dois grupos principais: cirúrgicas e médicas. Estes, por sua vez, subdividem-se em: cardíacas, neurológicas, pulmonares, metabólicas e infecciosas.

A reexploração cirúrgica, principalmente para hemostasia, descrita por J.C.Y. Lu et al(48) e Oliveira et al(49), é menos frequente do que a encontrada na nossa série.

Elie multiplica o risco por 3 ou mesmo 6, segundo alguns autores(26,29,48), pela reexposição do mediastino ao meio ambiente, aumentando assim o risco de contaminação da ferida, bem como as condições de assepsia, por vezes deficientes, dado o carácter urgente do procedimento e as condições do recobro.

Necessidade de transfusões maciças, (alteração do estado hemodinâmico, recurso a catecolaminas. Cada complicação só dá origem a outras, aumentando assim o risco de infeção.

A necessidade de assistência cardíaca difere nas séries consoante a população estudada, mas a maioria dos autores identifica como factores independentes as complicações associadas como a hemorragia, isquémia, hipoperfusão, etc.(9,36,37).

Outra entidade igualmente importante a identificar é o dano respiratório e infecioso, indicando, nalguns casos, intubação prolongada ou reintubação após dificuldade respiratória, sendo os nossos resultados comparáveis aos de algumas séries(9,18,38,48).

No seu estudo, Fu et al referiram que a ventilação prolongada com pressão positiva exerce um efeito de stress na parede torácica, contribuindo para micro-movimentos que promovem a instabilidade do esterno(9).

Kallel et al(12) na sua série apenas mencionaram a revisão cirúrgica precoce e a transfusão como dois factores de risco independentes. É de salientar que 28% da sua população necessitou de intubação prolongada.

Independentemente do tipo de complicação descrita, esta prolonga significativamente o tempo de permanência nos cuidados intensivos e piora o prognóstico do doente, criando assim um ambiente favorável ao aparecimento de infeção mediastínica(36). Isto cria um efeito potencial e não aditivo.

1.4. Diagnóstico
1.4.1. Tempo e circunstâncias dos cuidados

Dividimos a nossa população em dois grupos: os que foram diagnosticados durante o mesmo internamento e os que foram diagnosticados após a alta hospitalar.

Muito pouco foi escrito sobre este assunto na literatura.

A maioria das séries tem-se centrado no tempo até ao aparecimento do primeiro sintoma, estimado em 9 dias na nossa série quando o diagnóstico foi feito durante o mesmo internamento e 16 dias se feito após a alta inicial, 15 dias para Kallel et al(12), entre 10 e 15 dias noutras séries(7,17,50) com extremos que variam entre 4 dias e 45 dias.

De facto, os doentes têm geralmente alta, salvo complicações, aos 9-10 dias de pós-operatório. Assim, no caso dos doentes diagnosticados no serviço, a sintomatologia é muito precoce, o que reflecte a gravidade do processo infecioso ou a fragilidade do terreno, ou ambos.

O segundo fator importante é o tempo necessário para tratar a doença, ou seja, o tempo que decorre entre o início dos sintomas e o diagnóstico.

Uma mediana de um dia para a nossa série e uma média de 3 dias com extremos que variam de 0 a 27 dias. Este resultado é consistente com o encontrado na literatura, que estima uma média de 3 a 4 dias (17,38,50).

Este atraso reflecte a dificuldade do diagnóstico. Se considerarmos o grupo de doentes diagnosticados nos cuidados intensivos, este tempo é estimado em 3 dias em média, com uma mediana de 2 dias, ao passo que é de 1 dia para os doentes diagnosticados durante a sua permanência no serviço, com extremos mais largos. Por conseguinte, é mais difícil estabelecer o diagnóstico nos cuidados intensivos, dada a combinação de uma variedade de complicações, o que faz com que, por vezes, o diagnóstico principal não seja considerado.

Dos 11 doentes admitidos nos cuidados intensivos, 3 estavam em suporte circulatório, 7 tinham infecções pulmonares que evoluíram para depressão respiratória, 5 tinham disfunção cardíaca com necessidade de catecolaminas e 5 tinham um estado neurológico alterado.

O mau quadro clínico destes doentes, que detalharemos mais adiante, foi sobretudo o de uma febre prolongada e inexplicada, que levou ao desenvolvimento de um choque sético, em doentes que já estavam a tomar ATB (9 doentes).

A deterioração do estado, apesar de um tratamento ótimo, chama a atenção para outras patologias associadas ou para outros pontos de interesse diagnóstico, incluindo a mediastinite.

Do mesmo modo, o recurso à imagiologia e o problema dos doentes que, por vezes, são difíceis de transportar também prolongam este prazo.

Este período de espera teria um impacto grave nos doentes cujo estado nem sempre é favorável.

E mesmo que o diagnóstico seja efectuado, há ainda um dia suplementar antes do reinício da operação, ao contrário do que aconteceria se o diagnóstico fosse efectuado na enfermaria.

Isto deve-se ao facto de alguns doentes necessitarem de uma preparação especial.

78,2% dos doentes foram diagnosticados durante o mesmo internamento hospitalar, incluindo 26,2% nos cuidados intensivos.

O tempo estimado de permanência nos cuidados intensivos após a cirurgia de bypass foi de 4 dias. Dubert et al(51) demonstraram, numa grande coorte de 160 doentes, que um internamento em cuidados intensivos, quanto mais longo, estava associado a um risco (*4,8) de desenvolver uma forma mais grave associada a bacteriemia.

Ma e An(ll), no seu estudo de 170 casos, subdivididos em três grupos de acordo com o início dos sintomas, demonstraram que os doentes com mediastinite precoce apresentavam um maior tempo de permanência nas unidades de cuidados intensivos e sequelas operatórias iniciais mais complicadas.

Este facto é consistente com os resultados de Fakih et al(38) , em que a maioria dos doentes foi diagnosticada após a alta hospitalar (63,2%). Estes doentes tiveram um tempo de permanência mais curto no hospital após a CEC e um tempo de permanência mais curto nas unidades de cuidados intensivos após a CEC. Isto assemelha-se ao perfil dos nossos doentes, que inicialmente tiveram uma evolução pós-operatória simples e foram diagnosticados após a alta.

1.4.2. Quadro clínico

O reconhecimento e o diagnóstico precoces das complicações do esterno são imperativos para garantir um tratamento rápido que permita travar o processo inflamatório e as suas consequências.

O tratamento precoce é um fator decisivo para evitar danos ainda maiores(SI).

Isto leva-nos a concentrarmo-nos nos sinais de alerta evocativos.

Dominada pela descarga esternal (de pus ou serosite) em 69% dos casos. Seguiu-se a febre em 64% dos casos na nossa população. Estes dois sinais são os dois sinais de alerta mais comuns descritos na literatura (7,17,26,52).

Kallel et al(12) relataram que a descarga esternal e a inflamação da cicatriz foram as duas caraterísticas mais comuns.

A descarga esternal é o sinal clínico mais proeminente na maioria dos estudos (ll,50,51).

Outros sinais clínicos como febre, dor torácica, instabilidade do esterno e inflamação da cicatriz diferem consoante a população estudada.

Em nenhuma circunstância a estabilidade do esterno deve excluir o diagnóstico. A instabilidade esternal, embora seja um indicador importante da profundidade do envolvimento, não está presente com tanta frequência(ll,50,51). Deve ser dada particular atenção aos doentes submetidos a cuidados intensivos, 90% dos quais apresentam um quadro clínico de febre persistente ou recorrente em doentes que já estão a receber ATBs (principalmente por infeção nosocomial com origem nos pulmões).

1.4.3 Estado clínico aquando do diagnóstico e grau de urgência

28% dos nossos doentes encontravam-se em estado crítico na altura da admissão, 73% dos quais já se encontravam nos cuidados intensivos devido a complicações pós-CEC, tal como descrito acima.

Em termos de sépsis, 20% estavam em sépsis grave e 17% em choque sético.

4 doentes foram transferidos para os cuidados intensivos na altura do diagnóstico devido a sépsis grave, um dos quais já tinha tido alta hospitalar.

A gravidade do processo infecioso em doentes já em estado precário só aumenta a morbilidade e mortalidade, indicando a necessidade de desbridamento cirúrgico urgente para quebrar o ciclo vicioso da infeção(17,47). De facto, 38,5% dos doentes necessitaram de reintervenção urgente, quer no próprio dia.

A literatura não contém nenhuma série que pormenorize estes pontos.

1.4.4. Elementos microbiológicos pré-operatórios

Em 82% dos doentes foram efectuadas hemoculturas e em 59% foi colhida uma amostra local pré-operatória dentro dos limites do possível, das quais apenas 12 foram positivas, identificando-se os diferentes subtipos de estafilococos em 83% dos casos. A taxa de positividade das amostras foi significativamente menor do que a descrita na literatura, que é geralmente superior a 60%(4,15,17,37,50,51).

Em 70% dos casos, a antibioticoterapia foi iniciada antes da cirurgia, com uma mediana estimada de 3 dias. A duração do tratamento antibiótico varia de acordo com a apresentação inicial dos sintomas, que pode começar com uma febre isolada para a qual não há explicação, ou uma condição local em que há alguma dúvida quanto à profundidade do envolvimento. Embora a antibioticoterapia seja a pedra angular do tratamento, deve sempre ser combinada com o desbridamento cirúrgico o mais rápido possível(14,17) para limitar a disseminação do processo infecioso.

1.4.5. Achados radiológicos

A utilização da imagiologia para diagnosticar a mediastinite é ainda objeto de debate. Devido à baixa especificidade e sensibilidade, a diferenciação entre um estado pós-operatório considerado "normal" e a presença de estigmas de infeção é muito difícil, especialmente no pós-operatório precoce (14-21 dias em média)(7,8,12,42). A infiltração da gordura mediastinal, a presença de colecções retroesternais que podem corresponder a um hematoma ou derrame sedémico, pericárdico ou pleural são descritos mas com baixa especificidade(7,8,12,42).

Foldyna et al(42) compararam os dados de TC pós-operatória de pacientes que desenvolveram mediastinite com aqueles que tiveram sequelas simples em 105 pacientes, e mostraram que a presença de bolhas de gás livre, derrames pleurais e o tamanho dos linfonodos braquiocefálicos foram independentemente associados com mediastinite infecciosa.

A presença de bolhas de ar parece ser o sinal mais específico na literatura(7,8), seguido da separação esternal.

Há também provas de que a TC é mais rentável em casos de infeção tardia ou recorrência(7,8,12).

É de salientar que todos estes dados dos exames devem ser correlacionados com os quadros clínico-biológicos e não devem, em caso algum, atrasar o reinício da cirurgia.

1.4.6. Elementos biológicos

Analisámos a contagem de glóbulos brancos, a PCR e a procalcitonina como marcadores de infeção e o nível de hemoglobina pré-operatório.

A mediana mais baixa do nível de hemoglobina pós-CEC foi de 8,9g/dl com um mínimo de 6,9g/dl. A anemia pós-CEC e o recurso à transfusão, amplamente descritos na literatura, constituem factores de risco para a génese de infeção por alterarem o processo de cicatrização. Alguns autores recomendam um nível de hemoglobina de pelo menos 10g/dl para garantir uma cicatrização satisfatória(53-56).

Siciliano et al(7) estabeleceram no seu estudo que uma contagem de glóbulos brancos superior a 14.000 (equivalente à encontrada na nossa série) multiplicava o risco por 2,5, enquanto que este limite era inferior para Foldyna et al(42) e Kallel et al(12) (10.000).

A mediana da PCR na nossa série foi de 213, maior do que a relatada por Foldyna et al(42).

É de notar que estes valores são analisados em função do contexto clínico e que é antes a cinética que tem valor diagnóstico(17,51). No caso de certos doentes com uma infeção precoce, é por vezes difícil distinguir entre SIRS pós-CEC e infeção(57,58).

Por isso, a importância diagnóstica da procalcitonina na diferenciação entre um processo infecioso bacteriano e um processo inflamatório(8,12,57,58).

2. Dados intra-operatórios

2.1. Diferentes fases da operação

A pedra angular do tratamento é uma terapia antibiótica eficaz seguida de um desbridamento cirúrgico precoce(4).

O tratamento cirúrgico tem imperativos claros:

- Tratamento da sépsis
- Desmontagem
- Estabilização do esterno
- Fecho da ferida(59,60)

2.2. Instalação

O doente é colocado em posição supina, com uma barra transversal sob as omoplatas para facilitar a exposição. Os membros superiores são alinhados ao longo do corpo. O campo operatório inclui sempre os dois trígonos femorais até ao meio da coxa. Sob anestesia geral.

2.2.1. Procedimento de funcionamento

O controlo da fonte de infeção e o desbridamento do tecido infetado são os pilares do tratamento cirúrgico da mediastinite.

Embora a abordagem cirúrgica mais adequada para o tratamento da mediastinite ainda esteja a ser debatida, é consensual que, no mínimo, a ferida deve ser desbridada.

A cirurgia consiste na exploração do mediastino através da antiga incisão de esternotomia.

É efectuada uma curetagem dos depósitos de fibrina, juntamente com um corte da pele e dos tecidos subcutâneos.

Foram recolhidas várias amostras bacteriológicas. As zonas não vascularizadas do esterno foram ressecadas. Por fim, procedeu-se à limpeza da cavidade pericárdica e à irrigação abundante da região mediastínica com soro de Betadine diluído a 0,5%.

É colocado um sistema de drenagem e, por fim, o esterno é sintetizado.

2.3. Técnicas de encerramento do esterno

Duas abordagens são as mais comuns para fechar a ferida:

(i)   Intenção primária, ou seja, a ferida é fechada juntando os bordos

(ii) Intenção terciária ou encerramento primário retardado, ou seja, a ferida é desbridada e deixada aberta para tratamento e observação, sendo depois encerrada alguns dias mais tarde.

(iii) No entanto, uma abordagem por segunda intenção, ou seja, não há encerramento direto e a ferida granula e cicatriza, é raramente utilizada(59-62).

Nenhum dos doentes da nossa série teve um encerramento tardio, tendo todos sido encerrados no mesmo tempo operatório, uma vez que a estabilidade esternal continuava assegurada e a perda de substâncias era controlável.

A instabilidade do esterno leva à necrose local dos tecidos com o aumento do movimento da mesa óssea, o que, por sua vez, desencadeia o crescimento bacteriano. Por outro lado, a fixação estável do esterno reduz a frequência de traumas nos tecidos e promove a revascularização e a consolidação óssea.

De facto, uma esternotomia mediana correta reduz a ocorrência de instabilidade e deiscência esternal, ao passo que uma esternotomia paramediana, independentemente da técnica de encerramento esternal, pode ser uma fonte de instabilidade esternal.

Na nossa população, o encerramento inicial após a cirurgia de bypass foi quase sempre um encerramento convencional com fios de aço para-esternais de círculo único.

Após a recuperação, a técnica difere em função do estado local e dos factores de risco associados.

De facto, 54% tiveram um encerramento simples, associado em 33% dos casos a um encerramento em "oito" ou em "X", e 47% tiveram um encerramento utilizando a técnica de Robicsek modificada (a moldura para-esternal).

Numerosos estudos comparam as técnicas de encerramento no que respeita à biomecânica esternal(63-66), à eficácia em doentes de alto risco(63,67) e à taxa de complicações(68), nomeadamente deiscência esternal ou mediastinite.

E, surpreendentemente, tem havido uma falta de investigação sobre o conforto do doente no pós-operatório, a dor e as taxas de readaptação em comparação com a técnica de encerramento cirúrgico após esternotomia mediana.

Seja qual for o método escolhido, os fios de aço utilizados para fechar o esterno podem ser passados à volta do esterno, através dos espaços intercostais (para-esternal, o método escolhido no nosso serviço) ou através do esterno (transesternal).

A instabilidade esternal resulta da fricção das suturas contra o esterno devido à pressão exercida pelos seus bordos laterais. Estas pressões são teoricamente muito maiores quando as suturas são passadas transesternalmente, embora os resultados de séries comparando as duas técnicas na literatura sejam controversos(1,2,32).

O padrão atual para o fechamento das esternotomias continua sendo a sutura em círculo único, sendo dois ao nível do manúbrio esternal e os demais para o corpo esternal(32,34).

Losanoff et al(64) compararam as propriedades biomecânicas de seis fechos esternais em 53 modelos de cadáveres humanos. Concluíram que a estabilidade mecânica de um fecho de fio único era significativamente superior à dos fechos em forma de oito.

Da mesma forma, Schimmer et al(68) realizaram um ensaio clínico prospetivo e aleatório num grupo de 339 doentes, que incluía um subgrupo de doentes idosos (com mais de 75 anos de idade) com um risco mais elevado de complicações de cicatrização de feridas. O ensaio não mostrou qualquer diferença estatisticamente significativa entre as técnicas de encerramento avaliadas (convencional e Robicsek).

As técnicas de encerramento em figura de oito parecem aumentar a resistência e a estabilidade dos encerramentos esternais, minimizando os movimentos longitudinais, e em doentes osteoporóticos (evitar cortar os fios em contacto com a margem esternal) (1,34,69).

Num ensaio aleatório publicado por Bottio et al(70) que envolveu 700 doentes de alto risco e comparou o encerramento simples com o encerramento em forma de oito, o encerramento em forma de oito foi associado a uma redução significativa da incidência de infecções profundas e superficiais.

Num estudo observacional asiático publicado por Abdul-Rahman et al(71) , que comparou 7835 doentes nos quais foram utilizados fios em forma de oito com 2122 doentes nos quais foi utilizada a técnica convencional, a incidência de deiscência foi significativamente menor no grupo dos fios em forma de oito.

Embora os resultados do fechamento em oito permaneçam incertos em alguns pacientes, há evidências de que a técnica de Robicsek modificada para pacientes com múltiplas fraturas e aqueles com fatores de risco aumentados representa uma boa alternativa, reduzindo a incidência de deiscência esternal e infecções(9,34,59,68).

A técnica descrita por Robicsek e colegas em 1977 apresenta várias vantagens: estabiliza o esterno em caso de fragilidade ou fratura, mesmo que se desenvolva uma instabilidade posterior, e evita que os fios cortem o osso.

De facto, transfere o local de pressão, mudando o ponto de contacto de metal para osso para metal para metal, proporcionando assim um apoio mais amplo(9,67,68).

A desvantagem desta técnica é o facto de produzir uma trama constritiva que pode perturbar o fornecimento de sangue colateral ao esterno, não sendo possível obter uma consolidação eficaz da banda superior e inferior do esterno. De facto, a técnica original foi modificada por Sutherland e colegas e Sharma e colegas(2,63,68,72), que colocaram um fio de aço contínuo em cada lado do esterno e ataram as duas linhas cranialmente e caudalmente. Esta modificação tem uma vantagem adicional sobre o encerramento convencional de Robicsek, na medida em que o fornecimento de sangue ao esterno não é "angulado".

Num estudo realizado por Molina e colaboradores(73), 123 doentes obesos foram divididos prospectivamente em dois grupos (técnica de Robicsek, n 54, versus encerramento esternal padrão, n 69). O grupo que utilizou a técnica de Robicsek não apresentou nenhuma deiscência (0%), contra 6 deiscências (8,7%) no grupo que utilizou o fechamento padrão.

De forma semelhante, Sharma e colegas (74) demonstraram em 776 doentes de alto risco (390 encerramentos convencionais versus 386 encerramentos com a técnica de Robicsek modificada) que a incidência de complicações pós-operatórias da ferida esternal foi significativamente mais elevada, 16 doentes, para os encerramentos com a técnica convencional versus um doente nos doentes tratados com a nova técnica.

As técnicas de fixação rígida do esterno incluem uma vasta gama de bandas, ganchos e placas esternais. Os resultados são variados. Alguns estudos mostraram que a fixação rígida reduz a dor e proporciona melhor estabilidade esternal em pacientes de alto risco, mas outros relataram que a fixação esternal rígida não altera o risco de cicatrizes ou infeção(l,59,62,68,72,75-78).

É de salientar que estas técnicas são mais dispendiosas. Os elies estão contra-indicados em doentes com osteoporose ou infeção ativa. Os elies não estão indicados para encerramentos esternais não complicados e só devem ser utilizados em doentes de alto risco(l,59,62,68,72,75-78).

A mediana do número de fios de aço utilizados na nossa série foi de 6 fios. Alguns autores demonstraram que havia uma relação inversa entre o número de bandas de fios e a taxa de infeção(l,32,59,79).

Outra técnica de encerramento amplamente descrita na literatura, e recentemente introduzida, é a VACtherapy (Vacuum Assisted Closure).

Descrita pela primeira vez por Davydov em 1992 e aplicada em cirurgia por Argenta e

Morykwas em 1997, foi inicialmente utilizada para tratar escaras e úlceras crónicas. Desde então, a sua utilização foi alargada a outros tipos de feridas crónicas, nomeadamente pós-operatórias.

Os primeiros estudos descrevendo seu uso em cirurgia cardíaca datam de 2000(80,81).

É utilizado isoladamente ou em conjunto com tratamento cirúrgico ou pensos hidrocelulares.

Após o desbridamento cirúrgico, o sistema é montado. É constituído por uma esponja, geralmente de poliuretano com poros de 400 a 600pm, montada num sistema de drenagem ligado a uma fonte de pressão negativa capaz de gerar pressões de 25 a 200mmhg. A estanquicidade é assegurada por um sistema adesivo que cobre a ferida e se estende 4-6 cm para além dela(80-85).

O curativo é trocado a cada 48 horas sob condições assépticas rigorosas, com a ferida verificada e amostras bacteriológicas coletadas. A aspiração pode ser interrompida assim que a quantidade de exsudado diminuir, e o penso pode ser mudado após mais de 48 horas (83).

2.4. Drenagem pós-cirúrgica

Fecho de um sistema de drenagem constituído por dois ou três sumidouros.

Esta será utilizada para aspirar os exsudados, muitas vezes abundantes, e para injetar diariamente uma solução salina, associada a um anti-sético com ou sem antibióticos.

A drenagem pós-operatória, seja por drenos de rendon ou drenos Nº32 com um sistema de sucção associado, é geralmente combinada com os dois sistemas em conjunto e mantida ao máximo; de facto, a duração mediana foi estimada em lOjours para todos os doentes.

3. Dados pós-operatórios

3.1. Ficar

58% dos nossos doentes necessitaram de um internamento nos cuidados intensivos após a cirurgia de revisão, 26% dos quais já tinham sido diagnosticados nos cuidados intensivos.

Sendo um processo inflamatório e sético, o choque sético desenvolveu-se em 45% dos doentes, necessitando do uso de catecolaminas.

Não encontrámos estudos que detalhem os efeitos posteriores da operação em termos de reanimação.

O tempo estimado de permanência nos cuidados intensivos após a cirurgia é de 3 dias, com uma média de 8 dias e uma variação de um dia a dois meses.

O prolongamento do internamento deveu-se sobretudo ao choque sético, tendo-se registado outras complicações, como infeção pulmonar, alteração do estado neurológico, dificuldade respiratória com necessidade de entubação ou entubação já prolongada.

O tempo total de internamento dos doentes com mediastinite foi obviamente mais longo, estimado em 42 dias.

Esta hospitalização prolongada, a reanimação específica é dispendiosa, o tratamento antibiótico é longo, os cuidados são multiplicados e há muitas pessoas envolvidas, o que tem um forte impacto na economia da saúde.

3.2. Dados bacteriológicos

Em 55,6% dos doentes, foi identificado um germe, principalmente da família Staphylococcus: staphylococcus aureus ou staphylococcus coagulase-negativo.

Como em qualquer infeção, a mediastinite pode ser causada por múltiplos germes. Os microrganismos isolados das infecções esternais profundas são frequentemente estafilococos, S. aureus (40-60%) ou estafilococos coagulase-negativos (15-25%)(2,15,28,52). A percentagem de estirpes resistentes à meticilina depende da prevalência local. No entanto, para os estafilococos coagulase-negativos, a proporção de estirpes resistentes é superior a 70%(52,86,87). Os bacilos Gram-negativos (BGN) são encontrados mais frequentemente em 20 a mais de 30% dos casos em determinados estudos(52). Entre estas infecções por BGN, não é raro encontrar estirpes multirresistentes, como as que transportam uma betalactamase de largo espetro (ESBL).

Da mesma forma, a presença de enterococos, principalmente Enterococcus faecalis, é regularmente relatada na literatura, representando até 10% dos agentes causadores(52).

B. Gardlund et al, no seu estudo de 126 casos de mediastinite, propuseram a natureza do germe de acordo com os dados clínicos.

De facto, foram distinguidos três tipos fundamentalmente diferentes: (1) mediastinite associada a obesidade e deiscência esternal, por vezes também a doença pulmonar obstrutiva crónica, e frequentemente causada por estafilococos coagulase-negativos, (2) mediastinite após contaminação intra-operatória do espaço mediastinal frequentemente causada por S. aureus, e (3) mediastinite devido à disseminação de infecções concomitantes para outros locais que não o mediastino durante o período pós-operatório, frequentemente causada por bacilos Gram-negativos(52).

As alterações locais na distribuição dos principais germes devem ser tidas em conta quando se inicia o tratamento antibiótico probabilístico.

Outros microrganismos podem estar envolvidos muito raramente (< 1%): é o caso das leveduras (Candida), frequentemente em doentes particularmente imunocomprometidos (transplantes) ou em mediastinites inicialmente causadas por bactérias e tratadas com antibióticos. Os outros germes são "curiosidades", fonte de numerosos casos clínicos na literatura médica, mas cuja incidência real é negligenciável(88,89).

3.3. Complicações locais

A evolução da ferida cirúrgica é um dos principais critérios utilizados para avaliar o sucesso da cirurgia em primeira instância e o protocolo de tratamento em geral.

Infelizmente, em alguns casos, torna-se crónica. Os factores que precipitam esta evolução desfavorável são numerosos e ainda mal elucidados.

Devido a uma falha na esterilização do local da infeção durante a intervenção cirúrgica, ou a uma contaminação secundária a partir da flora do doente (colonizado por germes hospitalares multirresistentes após uma estadia prolongada), ou do ambiente (especialmente a manipulação).

Na nossa série, a infeção persistente afectou 12 doentes, ou seja, 26% da população.

Sob a forma de fistulização da pele, descarga ou perda de substância cutânea.

quer lesões nos planos supra-esternais (lesões superficiais) quer recidiva de uma infeção profunda.

A recorrência da mediastinite é uma ocorrência muito rara, e quatro pacientes em nossa série necessitaram de cirurgia repetida.

Este é um ponto de viragem importante na evolução clínica. A doença é frequentemente mais grave, com germes multi-resistentes, e o tratamento é frequentemente muito lento. Os resultados são decepcionantes e a taxa de mortalidade é muito elevada.

Este sistema tem vários inconvenientes:

Uma terceira operação para o doente, frequentemente muito difícil de aceitar.

A dificuldade de encerramento num local multi-operatório, com tecidos frágeis, inflexíveis e muitas vezes com tensão parietal significativa. E a gravidade da própria revisão cirúrgica, dadas as aderências posteriores entre o esterno e as estruturas mediastinais, particularmente após cirurgia de bypass coronário, onde a esternotomia está associada em 1040% dos casos a lesões do enxerto, sendo fatal em 50% dos casos(80). Há mesmo relatos de rutura do ventrículo direito, anatomicamente fino e fragilizado pelo episódio infecioso(80).

O sistema de drenagem é incómodo para o doente, a primeira elevação é atrasada e a deambulação é frequentemente difícil para o doente. Estas complicações agravam ainda mais o período pós-operatório e causam grandes danos físicos e morais ao doente.

II. Estudo analítico da mortalidade pós-operatória devido a mediastinite

O estudo univariado identificou vários factores de risco descritos como sendo preditivos de mortalidade:

idade superior a 70 anos e obesidade.

Disfunção cardíaca pós-CEC, alteração do estado neurológico, desenvolvimento de sépsis ou choque sético com necessidade de utilização de catecolaminas, hemodiálise e necessidade de reintubação.

Diagnóstico durante a permanência nos cuidados intensivos e permanência prolongada nos cuidados intensivos para além das 48 horas pós-CEC.

Recorrência da infeção e necessidade de uma terceira operação. O desenvolvimento de sépsis ou choque sético no momento do diagnóstico.

Nos últimos anos, não têm sido realizados muitos estudos sobre os factores de risco para a mortalidade mediastínica, embora tenham sido identificados alguns na literatura.

A maioria dos estudos centrou-se nos factores de risco da mediastinite.

No entanto, foram identificados alguns na literatura.

Tabela XXX Mortalidade hospitalar registada nos vários estudos

Autor	Referência	Annëe	Número de habitantes	Taxa de mortalidade^
Wu et al	(14)	2016	2,835	12%
Trouillet et al	(90)	2005	316	20.3%
Lepelletier et al	(91)	2009	39	12.8%
Karra et al	(92)	2006	183	27%
Gatti et al	(25)	2018	142	5.6%
Dubert et al	(51)	2015	160	20%

Trouillet et al(90) provaram através do seu estudo, aplicando uma análise de regressão logística, cinco factores independentemente associados à mortalidade na unidade de cuidados intensivos:

Idade superior a 70 anos, natureza da operação inicial, ventilação mecânica durante mais de 72 horas e bacteriemia positiva persistente.

Com exceção da natureza da CEC, os outros factores estavam relacionados com a gravidade da doença subjacente e a gravidade da doença aguda.

Estes factores multiplicam por 3 o risco de morte.

Uma outra série de Karra et al (92), envolvendo 183 doentes, identificou os factores que predizem a mortalidade ao fim de um ano.

os factores identificados foram atraso no encerramento do esterno (mais de 72 horas) após cirurgia de revisão (risco multiplicado por 6), idade superior a 65 anos (risco multiplicado por 2), creatinina sérica superior a 176 pmol/l antes do desbridamento (risco multiplicado por 2),internamento numa unidade de cuidados intensivos antes do desbridamento esternal (risco multiplicado por 6) e bacteriémia por Staphylococcus aureus resistente à meticilina (risco multiplicado por 2).

O tratamento com antibióticos com atividade in vitro contra o agente patogénico infecioso no prazo de 7 dias após o desbridamento inicial foi associado a um risco reduzido de mortalidade(92).

Lepelletier et al(91), na sua série de 39 doentes tratados por mediastinite, o único fator identificado como preditivo de mortalidade foi a presença de uma co-infeção associada.

O risco instantâneo de morte foi multiplicado por sete nos doentes com uma infeção associada, nomeadamente pneumonia. Estes resultados são semelhantes aos encontrados no estudo de Trouillet et al(90) onde a bacteriemia positiva foi identificada como um fator de risco de mortalidade.

Comparando estes dados com os encontrados no nosso estudo, identificámos quatro factores independentes preditivos de mortalidade:

idade superior a 60 anos, duração da ventilação pós-CEC superior a 4 horas, admissão em estado crítico definido como choque cardiogénico ou sético, necessidade de catecolaminas e, por fim, (alteração da função cardíaca no momento do diagnóstico).

Estes resultados parecem ser consistentes com os encontrados na literatura. A idade avançada, embora o limiar varie de acordo com a natureza epidemiológica da população estudada, reflecte a fragilidade do terreno através das comorbilidades associadas que serão um fator agravante acrescido da complexidade do procedimento operatório e das sequelas pós-operatórias.

O estado crítico, a disfunção cardíaca e a ventilação prolongada reflectem a gravidade da patologia inicial, associada ou não à gravidade da infeção adicional.

O encerramento tardio não foi identificado na nossa série, uma vez que todos os doentes foram encerrados no mesmo tempo operatório.

5 CONCLUSÃO

A mediastinite é uma complicação infecciosa grave pós-esternotomia, que aumenta o tempo de internamento hospitalar, conduz a custos mais elevados e provoca um aumento significativo da mortalidade.

O presente trabalho é um estudo retrospetivo e descritivo realizado no serviço de cirurgia cardiotorácica do HMPIT que coletou dados durante o período de janeiro de 2010 a dezembro de 2019, incluindo 55 pacientes.

Os objectivos deste trabalho foram :

- Descrever as caraterísticas dos doentes que desenvolveram esta complicação.
- Identificar os factores de risco de mortalidade.

Os resultados do nosso estudo mostram que a taxa de mortalidade entre os pacientes que desenvolveram mediastinite foi de 31%.

Há factores que contribuem para a morbilidade e a mortalidade, alguns dos quais estão relacionados com o estado do doente e com as circunstâncias e condições da operação.

As pessoas ligadas ao doente, com idade superior a 60 anos.

A boa função ventricular esquerda como fator de proteção.

Os relacionados com a operação inicial, relativos às sequelas pós-operatórias, com um tempo de ventilação superior a 4 horas, também considerados como um fator de proteção. E, finalmente, a admissão em estado crítico como fator de risco.

Na nossa série, os organismos causadores foram maioritariamente estafilococos. Em alguns doentes, a infeção em si e o desenvolvimento de um estado de choque sético não foram as causas diretas da morte, mas sim factores favoráveis num ambiente frágil.

Estadias prolongadas em cuidados intensivos e a utilização por vezes excessiva de antibióticos podem atrasar o diagnóstico e resultar numa má gestão.

O tempo que demora a receber tratamento é um fator de prognóstico importante para limitar os danos e a propagação da infeção.

Uma melhor compreensão destes factores permitiria a adoção de medidas adequadas para reduzir a incidência desta infeção.

Por conseguinte, devem ser adoptadas medidas preventivas em todos os serviços de cirurgia cardíaca:

A sensibilização do pessoal do bloco operatório, o respeito rigoroso das regras básicas de higiene, a introdução de uma profilaxia antibiótica adaptada ao ecossistema, o diagnóstico precoce e o desbridamento cirúrgico atempado são, por si só, factores de prognóstico essenciais.

6 BIBLIOGRAFIAS

1.   Jayakumar S, Khoynezhad A, Jahangiri M. Infecções do Local Cirúrgico em Cirurgia Cardíaca. Clínicas de Cuidados Críticos, outubro de 2020;36(4):581-92.

2.   Pradeep A, Rangasamy J, Varma PK. Desenvolvimentos recentes no controlo da infeção da ferida esternal após cirurgia cardíaca e medidas para melhorar a cicatrização esternal. Med Res Rev. março de 2021;41(2):709-24.

3.   Lemaignen A, Birgand G, Ghodhbane W, Alkhoder S, Lolom I, Belorgey S, et al. Infeção da ferida esternal após cirurgia cardíaca: incidência e factores de risco de acordo com a apresentação clínica. Clinical Microbiology and Infection, Jul 2015;21(7):674.ell-674.el8.

4.   Pastene B, Cassir N, Tankel J, Einav S, Fournier PE, Thomas P, et al. Mediastinite no paciente da unidade de terapia intensiva: uma revisão narrativa. Clinical Microbiology and Infection, Jan 2020;26(l):26-34.

5.   van Wingerden JJ, de Mol BA, van der Horst CM. Definição de mediastinite pós-esternotomia para estudos clínicos baseados em evidências. Asian Cardiovasc Thorac Ann. maio de 2016;24(4):355-63.

6.   Mehaffey JH, Hawkins RB, Byler M, Charles EJ, Fonner C, Kron I, et al. Custo das complicações individuais após a cirurgia de revascularização do miocárdio. The Journal of Thoracic and Cardiovascular Surgery, março de 2018;155(3):875- 882.el.

7.   Siciliano RF, Medina ACR, Bittencourt MS, Gualandro D, Uezumi KK, Santos MVB, et al. Derivação e validação de um escore de diagnóstico precoce para mediastinite após cirurgia cardiotorácica. International Journal of Infectious Diseases, Jan 2020;90:201-5.

8.   van Wingerden JJ, Maas M, Braam RL, de Mol BA. Diagnosticando mediastinite pós-esternotomia no ED. The American Journal of Emergency Medicine, março de 2016;34(3):618-22.

9.   Fu RH, Weinstein AL, Chang MM, Argenziano M, Ascherman JA, Rohde CH. Fatores de risco de feridas esternais infectadas versus deiscência de feridas estéreis. Journal of Surgical Research.Jan2016;200(l):400-7.

10. Reser D, Caliskan E, Tolboom H, Guidotti A, Maisano F. Esternotomia mediana. MMCTS. 2015;2015:mmv017.

11. Ma JG, An JX. Infeção profunda da ferida esternal após cirurgia cardíaca: uma comparação de três tipos diferentes de infeção da ferida e uma análise da resistência aos antibióticos. J Thorac Dis. Jan 2018;10(l):377-87.

12. Kallel S, Abdenadher M, Ellouze M, Cheikhrouhou H, Triki Z, Maaloul I, et al. Mediastinitis after cardiac surgery: incidence, risk factors, prognosis and prevention. 2013;10.

13. Oliveira F dos S, Freitas LDO de, Rabelo-Silva ER, Costa LM da, Kalil RAK, Moraes MAP de. Preditores de Risco de Mediastinite após Cirurgia de Revascularização do

Miocárdio: Aplicabilidade do Escore em 1.322 Casos. Arquivos Brasileiros de Cardiologia ,Arq Bras Cardiol. 2017; 109(3):207-212.

14. Wu L, Chung KC, Waljee JF, Momoh AO, Zhong L, Sears ED. Um estudo nacional sobre o impacto do tempo de desbridamento inicial nos resultados de pacientes com infeção profunda da ferida esternal: Cirurgia plástica e reconstrutiva, fevereiro de 2016; 137 (2): 414e-23e.

15. Nieminen VJ, Jaaskelainen IH, Eklund AM, Murto ES, Mattila KJ, Juvonen TS, et al. As caraterísticas da mediastinite pós-operatória durante as fases de mudança da cirurgia cardíaca. Os Anais da Cirurgia Torácica. j.athoracsur.2020.10.029.

16. O'Brien SM, Feng L, He X, Xian Y, Jacobs JP, Badhwar V, et al. A Sociedade de Cirurgiões Torácicos 2018 Modelos de Risco de Cirurgia Cardíaca em Adultos: Parte 2-Métodos Estatísticos e Resultados. Os Anais da Cirurgia Torácica, maio de 2018;105(5):1419-28.

17. Chan M, Yusuf E, Giulieri S, Perrottet N, Von Segesser L, Borens O, et al. Um estudo retrospetivo de infecções profundas da ferida esternal: caraterísticas clínicas e microbiológicas, tratamento e factores de risco para complicações. Diagnostic Microbiology and Infectious Disease, março de 2016;84(3):261-5.

18. Nieto-Cabrera M, Fernandez-Perez C, Garcia-Gonzalez I, Martin-Benitez JC, Ferrero J, Bringas M, et al. Med-Score 24: Um modelo de previsão multivariável para mediastinite pós-esternotomia 24 horas após a admissão na unidade de terapia intensiva. The Journal of Thoracic and Cardiovascular Surgery, março de 2018;155(3):1041-1051.e5.

19. Conti V. Mediastinite pós-esternotomia: fatores de risco precoces identificados, mas difíceis de modificar. O Jornal de Cirurgia Torácica e Cardiovascular, março de 2018;155(3):1052.

20. Ouerchefani A. Mediastinitis after cardiac surgery: A propos de 18 cases. La tunisie chirurgicale - 2015 ; Vol 25.

21. Wang B, He D, Wang M, Qian Y, Lu Y, Shi X, et al. Análise da cicatrização esternal após esternotomia mediana em pacientes de baixo risco no acompanhamento a médio prazo: estudo de coorte retrospetivo de dois centros. J Cardiothorac Surg. Dez 2019;14(l):193.

22. Ghannem M, Ahmaidi S, Ghannem L, Meimoun P. Complicações infecciosas e inflamatórias após cirurgia cardíaca em unidades de reabilitação cardíaca. Annales de Cardiologie et d'Angeiologie. Dez 2020;69(6):424-9.

23. Raja SG, Rochon M, Jarman JWE. Brompton Harefield Infection Score (BHIS): desenvolvimento e validação de uma ferramenta de estratificação para prever o risco de infeção do local cirúrgico após a cirurgia de revascularização do miocárdio. Jornal Internacional de Cirurgia, abril de 2015;16:69-73.

24. Biancari F, Gatti G, Rosato S, Mariscalco G, Pappalardo A, Onorati F, et al. Estratificação de risco pré-operatório de infeção profunda da ferida esternal após

cirurgia coronária. Infect Control Hosp Epidemiol, abril de 2020;41(4):444-51.

25. Gatti G, Benussi B, Brunetti D, Ceschia A, Porcari A, Biondi F, et al. O destino dos pacientes com infeção esternal profunda após enxerto de artéria torácica interna bilateral na era da terapia de feridas com pressão negativa. Revista Internacional de Cardiologia, outubro de 2018;269:67-74.

26. Phoon PHY, Hwang NC. Infeção da ferida esternal profunda: diagnóstico, tratamento e prevenção. Jornal de Anestesia Cardiotorácica e Vascular, junho de 2020;34(6):1602-13.

27. Gatti G, Maschietto L, Morosin M, Russo M, Benussi B, Forti G, et al. Uso rotineiro de enxerto bilateral de artéria torácica interna em mulheres: uma análise de fatores de risco para resultados ruins. Cardiovascular Revascularization Medicine, Jan 2017;18(l):40-6.

28. Risnes I, Abdelnoor M, Almdahl SM, Svennevig JL. Mediastinitis After Coronary Artery Bypass Grafting Risk Factors and Long-Term Survival (Mediastinite após cirurgia de revascularização do miocárdio: factores de risco e sobrevivência a longo prazo). The Annals ofThoracic Surgery, maio de 2010;89(5):1502-9.

29. Gummert JF, Barten MJ, Hans C, Kluge M, Doll N, Walther T, et al. Mediastinitis and Cardiac Surgery - an Updated Risk Fator Analysis in 10,373 Consecutive Adult Patients. Thorac cardiovasc Surg. Apr 2002;50(2):87-91.

30. Filsoufi F, Castillo JG, Rahmanian PB, Broumand SR, Silvay G, Carpentier A, et al. Epidemiologia da Infeção da Ferida Esternal Profunda em Cirurgia Cardíaca. Journal of Cardiothoracic and Vascular Anesthesia, agosto de 2009;23(4):488-94.

31. Rehman SM, Elzain 0, Mitchell J, Shine B, Bowler ICJW, Sayeed R, et al. Factores de risco para mediastinite após cirurgia cardíaca: a importância da gestão da obesidade. Jornal de Infeção Hospitalar, outubro de 2014;88(2):96-102.

32. Shaikhrezai K, Robertson FL, Anderson SE, Slight RD, Brackenbury ET. O número de fios utilizados para fechar uma esternotomia tem impacto na infeção profunda da ferida esternal? Interactive Cardiovascular and Thoracic Surgery (Cirurgia Cardiovascular e Torácica Interactiva). 1 de agosto de 2012;15(2):219-22.

33. Cayci C, Russo M, Cheema F, Martens T, Ozcan V, Argenziano M, et al. Risk Analysis of Deep Sternal Wound Infections and Their Impact on Long-Term Survival: A Propensity Analysis. Annals of Plastic Surgery, setembro de 2008;61(3):294-301.

34. Lazar HL, Salm TV, Engelman R, Orgill D, Gordon S. Prevenção e gestão de infecções da ferida esternal. The Journal of Thoracic and Cardiovascular Surgery, outubro de 2016;152(4):962-72.

35. Yumun G, Erdolu B, Toktas F, Eris C, Ay D, Turk T, et al. Infeção da ferida esternal profunda após cirurgia de bypass da artéria coronária: gestão e análise dos factores de risco para a mortalidade. HSF. Sep 1, 2014;17(4):212.

36. Ali U, Bibo L, Pierre M, Bayfield N, Raichel L, Merry C, et al. Infecções da ferida esternal profunda após cirurgia cardíaca: uma nova experiência do centro terciário

australiano. Coração, Pulmão e Circulação, outubro de 2020;29(10):1571-8.

37. Perrault LP, Kirkwood KA, Chang HL, Mullen JC, Gulack BC, Argenziano M, et al. Um estudo prospetivo de coorte multi-institucional de infecções mediastinais após operações cardíacas. Os Anais da Cirurgia Torácica, fevereiro de 2018; 105 (2): 461-8.

38. Fakih MG, Sharma M, Khatib R, Berriel-Cass D, Meisner S, Harrington S, et al. Aumento da taxa de infeção do local cirúrgico do esterno após a cirurgia de revascularização do miocárdio: um marcador de maior gravidade da doença. Infect Control Hosp Epidemiol, junho de 2007;28(6):655-60.

39. Dai C, Lu Z, Zhu H, Xue S, Lian F. Enxerto bilateral de artéria mamária interna e risco de infeção da ferida esternal: evidências de estudos observacionais. Os Anais da Cirurgia Torácica, junho de 2013;95(6):1938-45.

40. Raza S, Blackstone EH, Houghtaling PL, Koprivanac M, Ravichandren K, Javadikasgari H, et al. Resultados semelhantes em pacientes com diabetes após enxerto de bypass da artéria coronária com artéria torácica interna única mais enxerto de artéria radial e enxerto de artéria torácica interna bilateral. Os Anais da Cirurgia Torácica, dezembro de 2017; 104 (6): 1923-32.

41. Leung Wai Sang S, Chaturvedi R, Alam A, Samoukovic G, deVarennes B, Lachapelle K. Tempo de internação hospitalar pré-operatório como fator de risco modificável para mediastinite após cirurgia cardíaca. J Cardiothorac Surg. dec 2013;8(I):45.

42. Foldyna B, Mueller M, Etz CD, Luecke C, Haunschild J, Hoffmann I, et al. A tomografia computadorizada melhora a diferenciação da mediastinite infecciosa das alterações pós-operatórias normais após esternotomia em cirurgia cardíaca. Eur Radiol, junho de 2019;29(6):2949-57.

43. Abdelnoor M, Sandven I, Vengen 0, Risnes I. Mediastinite em cirurgia cardíaca aberta: uma revisão sistemática e meta-análise dos factores de risco. Scandinavian CardiovascularJournal. 3 Sep 2019;53(5):226-34.

44. Vrancic JM, Piccinini F, Camporrotondo M, Espinoza JC, Camou JI, Nacinovich F, et al. O enxerto bilateral da artéria torácica interna aumenta a mediastinite: mito ou facto? The Annals ofThoracic Surgery, março de 2017;103(3):834-9.

45. Deo SV, Shah IK, Dunlay SM, Erwin PJ, Locker C, Altarabsheh SE, et al. Colheita bilateral da artéria torácica interna e infeção da ferida esternal profunda em pacientes diabéticos. The Annals ofThoracic Surgery, março de 2013;95(3):862-9.

46. Ruka E, Dagenais F, Mohammadi S, Chauvette V, Poirier P, Voisine P. O enxerto bilateral de artéria mamária aumenta a mediastinite pós-operatória sem benefício de sobrevivência em pacientes obesos. Eur J Cardiothorac Surg. dec 2016;50(6):1188-95.

47. Hirahara N, Miyata H, Motomura N, Kohsaka S, Nishimura T, Takamoto S. Variação ao nível do procedimento e do hospital da infeção da ferida esternal profunda do registo de todo o Japão. Os Anais da Cirurgia Torácica, fevereiro de 2020;109(2):547-54.

48. Lu J. Risk factors for sternal wound infection and mid-term survival following coronary artery bypass surgery. European Journal of Cardio-Thoracic Surgery.junho de 2003;23(6):943-9.

49. Oliveira F dos S, Freitas LDO de, Rabelo-Silva ER, Costa LM da, Kalil RAK, Moraes MAP de. Preditores de Risco de Mediastinite após Cirurgia de Revascularização do Miocárdio: Aplicabilidade do Escore em 1.322 Casos. Arquivos Brasileiros de Cardiologia Arq Bras Cardiol. 2017; 109(3):207-212.

50. Juan R, Aguado JM, Lopez MJ, Lumbreras C, Enriquez F, Sanz F, et al. Precisão da cultura de sangue para o diagnóstico precoce de mediastinite em doentes febris após cirurgia cardíaca. Eur J Clin Microbiol Infect Dis. março de 2005;24(3):182-9.

51. Dubert M, Pourbaix A, Alkhoder S, Mabileau G, Lescure FX, Ghodhbane W, et al. Infeção da ferida esternal após cirurgia cardíaca: gestão e resultados. Yang F, editor. PLoS ONE. 30 Sep 2015;10(9):e0139122.

52. Ga B. Mediastinite pós-operatória em cirurgia cardíaca - microbiologia e patogéneseq. Thoracic Surgery. 2002;6.

53. Ang LB, Veloria EN, Evanina EY, Smaldone A. Mediastinite e transfusão de sangue em cirurgia cardíaca: uma revisão sistemática. Heart & Lung, maio 2012;41(3):255-63.

54. Abukhodair AW, Alqarni MS, Bukhari ZM, Qadi A, Mufti HN, Fernandez JA, et al. Associação entre infeção pós-operatória e transfusão de sangue em cirurgia cardíaca. Cureus Jul 2020; 12(7): e8985.

55. Horvath KA, Acker MA, Chang H, Bagiella E, Smith PK, Iribarne A, et al. Transfusão de sangue e infeção após cirurgia cardíaca. The Annals of Thoracic Surgery, junho de 2013;95(6):2194-201.

56. Patel NN, Avlonitis VS, Jones HE, Reeves BC, Sterne JAC, Murphy GJ. Indicações para transfusão de glóbulos vermelhos em cirurgia cardíaca: uma revisão sistemática e meta-análise. The Lancet Haematology. dec 2015;2(12):e543-53.

57. Evora PRB, Bottura C, Arcencio L, Albuquerque AAS, Evora PM, Rodrigues AJ. Pontos-chave para a contenção da inflamação na circulação extracorpórea. Ata Cir Bras. 2016;31(suppl l):45-52.

58. Aljure OD, Fabbro M. Bypass Cardiopulmonar e Inflamação: O Inimigo Oculto. Jornal de Anestesia Cardiotorácica e Vascular, fevereiro de 2019; 33 (2): 346-7.

59. Lonie S, Hallam J, Yii M, Davis P, Newcomb A, Nixon I, et al. Alterações na gestão de infecções de feridas esternais profundas: uma revisão de 12 anos: Gestão de infecções de feridas esternais profundas. ANZ J Surg. Nov 2015;85(ll):878-81.

60. Goh SSC. Mediastinite pós-esternotomia na era moderna. J Card Surg. Sep 2017;32(9):556-66.

61. Fleck TM, Koller R, Giovanoli P, Moidl R, Czerny M, Fleck M, et al. Primary or Delayed Closure for the Treatment of Poststernotomy Wound Infections: Annals of Plastic Surgery, março de 2004;52(3):310-4.

62. Levin LS, Miller AS, Gajjar AH, Bremer KD, Spann J, Milano CA, et al. Uma

abordagem inovadora para o fechamento do esterno. The Annals of Thoracic Surgery, junho de 2010;89(6):1995-9.

63. Kukulski L, Krawczyk A, Pacholewicz J. Análise retrospetiva do impacto da técnica de encerramento do esterno no conforto e reabilitação pós-operatória, kitp. 2018;15(4):233-7.

64. Losanoff JE, Collier AD, Wagner-Mann CC, Richman BW, Huff H, Hsieh F hung, et al. Biomechanical comparison of median sternotomy closures. The Annals of Thoracic Surgery, janeiro de 2004;77(l):203-9.

65. McGregor WE, Trumble DR, Magovern JA. Mechanical analysis of midline sternotomy wound closure. The Journal of Thoracic and Cardiovascular Surgery, junho de 1999;117(6):1144-50.

66. Casha AR, Gauci M, Yang L, Saleh M, Kay PH, Cooper GJ. Teste de fadiga de fechos de esternotomia medianaq. Thoracic Surgery. 2001;5.

67. Schimmer C, Sommer SP, Bensch M, Bohrer T, Aleksic I, Leyh R. Técnicas de encerramento do esterno e complicações pós-operatórias da ferida esternal em doentes idosos. European Journal of Cardio-Thoracic Surgery, julho de 2008;34(l):132-8.

68. Schimmer C, Reents W, Berneder S, Eigel P, Sezer 0, Scheid H, et al. Prevention of Sternal Dehiscence and Infection in High-Risk Patients: A Prospective Randomized Multicenter Trial (Prevenção de Deiscência e Infeção do Esterno em Pacientes de Alto Risco: Um Ensaio Multicêntrico Prospetivo e Aleatório). The Annals of Thoracic Surgery, dezembro de 2008;86(6):1897-904.

69. Pradeep et al - 2021 - Desenvolvimentos recentes no controlo da ferida esternal. Med Res Rev. março de 2021;41(2):709-24.

70. Bottio T, Rizzoli G, Vida V, Casarotto D, Gerosa G. Fio esternal duplo cruzado e infecções de feridas torácicas: um estudo prospetivo randomizado. The Journal of Thoracic and Cardiovascular Surgery, Nov 2003;126(5):1352-6.

71. Ramzisham ARM, Raflis AR, Khairulasri MG, Min JOS, Fikri AM, Zamrin MD. Figura-de-Oito vs. Fechamento com Fio Esternal Interrompido da Esternotomia Mediana. Asian Cardiovasc Thorac Ann. Dez 2009;17(6):587-91.

72. Kaul P. Reconstrução do esterno após mediastinite pós-esternotomia. J Cardiothorac Surg. dec 2017;12(l):94.

73. Molina JE, Lew RSL, Hyland KJ. Deiscência esternal pós-operatória em pacientes obesos: Incidência e prevenção. The Annals of Thoracic Surgery, setembro de 2004;78(3):912-7.

74. Sharma R, Puri D, Panigrahi BP, Virdi IS. Uma técnica modificada de fio paraesternal para prevenção e tratamento de deiscência esternal. The Annals ofThoracic Surgery, Jan 2004;77(l):210-3.

75. Fawzy H, Osei-Tutu K, Errett L, Latter D, Bonneau D, Musgrave M, et al. Fixação de placa esternal para reconstrução de ferida esternal: experiência inicial (estudo

retrospetivo). J Cardiothorac Surg. Dez 2011;6(l):63.

76. Cicilioni OJ, Stieg FH, Papanicolaou G. Sternal Wound Reconstruction with Transverse Plate Fixation: Plastic and Reconstructive Surgery, Apr 2005;115(5):1297-303.

77. Wang B, He D, Wang M, Qian Y, Lu Y, Shi X, et al. Análise da cicatrização esternal após esternotomia mediana em pacientes de baixo risco no seguimento a médio prazo: estudo de coorte retrospetivo de dois centros. J Cardiothorac Surg. Dez 2019;14(l):193.

78. Liao JM, Chan P, Cornwell L, Tsai PI, Joo JH, Bakaeen FG, et al. Viabilidade da placa esternal primária para pacientes com obesidade mórbida após cirurgia cardíaca. J Cardiothorac Surg. dec 2019;14(l):25.

79. Zeitani J, de Peppo AP, Moscarelli M, Wolf LG, Scafuri A, Nardi P, et al. Influência do tamanho do esterno e da esternotomia paramediana inadvertida na estabilidade do local de encerramento: Um estudo clínico e mecânico. The Journal of Thoracic and Cardiovascular Surgery, julho de 2006;132(l):38-42.

80. Sartipy U, Lockowandt U, Gabel J, Jideus L, Dellgren G. Rutura cardíaca durante a terapia de fechamento assistido por vácuo. The Annals of Thoracic Surgery, setembro de 2006;82(3):1110-l.

81. Domkowski PW, Smith ML, Gonyon DL, Drye C, Wooten MK, Levin LS, et al. Avaliação do fechamento assistido por vácuo no tratamento da mediastinite pós-esternotomia. The Journal of Thoracic and Cardiovascular Surgery, agosto de 2003;126(2):386-9.

82. Bapat V, El-Muttardi N, Young C, Venn G, Roxburgh J. Experience with Vacuum-Assisted Closure of Sternal Wound Infections Following Cardiac Surgery and Evaluation of Chronic Complications Associated with its Use. J Cardiac Surgery, maio de 2008;23(3):227-33.

83. Falagas ME, Tansarli GS, Kapaskelis A, Vardakas KZ. Impacto da terapia de encerramento assistido por vácuo (VAC) nos resultados clínicos de pacientes com infecções de feridas do esterno: uma meta-análise de estudos não aleatórios. Landoni G, editor. PLoS ONE. 31 de maio de 2013;8(5):e64741.

84. Mokhtari A, Sjogren J, Nilsson J, Gustafsson R, Malmsjo M, Ingemansson R. The cost of vacuum-assisted closure therapy in treatment of deep sternal wound infection. Scandinavian Cardiovascular Journal. janeiro de 2008;42(l):85-9.

85. Cowan KN, Teague L, Sue SC, Mahoney JL. Vacuum-Assisted Wound Closure of Deep Sternal Infections in High-Risk Patients After Cardiac Surgery (Fecho de feridas assistido por vácuo de infecções esternais profundas em doentes de alto risco após cirurgia cardíaca). The Annals ofThoracic Surgery, dezembro de 2005;80(6):2205-12.

86. Bennett-Guerrero E. Effect of an Implantable Gentamicin-Collagen Sponge on Sternal Wound Infections Following Cardiac SurgeryA Randomized Trial (Efeito de uma Esponja de Gentamicina-Colagénio Implantável nas Infecções da Ferida Esternal

após Cirurgia Cardíaca). JAMA. 18 de agosto de 2010;304(7):755.

87. Lytsy B, Lindblom RPF, Ransjb U, Leo-Swenne C. Intervenções higiénicas para diminuir as infecções profundas da ferida esternal após a cirurgia de revascularização do miocárdio. Jornal de Infeção Hospitalar, dezembro de 2015;91(4):326-31.

88. Duployez C, Loiez C, Hund R, Jegou B, Decoene C, Wallet F. Um caso de mediastinite bacterémica devido a Prevotella buccae após cirurgia cardíaca. Anaerobe, fevr 2020;61:102097.

89. Fernandez AL, Adrio B, Martinez Cereijo JM, Martinez Monzonis MA, El- Diasty MM, Alvarez Escudero J. Estudo clínico de um surto de mediastinite pós-operatória causada por Serratia marcescens em cirurgia cardíaca de adultos. Interactive Cardiovascular and Thoracic Surgery. 1 Abr 2020;30(4):523-7.

90. Trouillet JL, Vuagnat A, Combes A, Bors V, Chastre J, Gandjbakhch I, et al. Mediastinite aguda pós-esternotomia tratada com desbridamento e aspiração de drenagem fechada: factores associados à morte na unidade de cuidados intensivos. The Journal of Thoracic and Cardiovascular Surgery, março de 2005;129(3):518-24.

91. Lepelletier D, Poupelin L, Corvee S, Bourigault C, Bizouarn P, Blanloeil Y, et al. Factores de risco de mortalidade em doentes com mediastinite após cirurgia cardíaca. Archives of Cardiovascular Diseases, fevereiro de 2009;102(2):119-25.

92. Karra R, McDermott L, Connelly S, Smith P, Sexton DJ, Kaye KS. Risk factors for 1-year mortality after postoperative mediastinitis. The Journal of Thoracic and Cardiovascular Surgery, setembro de 2006;132(3):537-43.

Apêndice 1: Quadro utilizado :

1.   Dados pré-operatórios :

1.1. Dados demográficos:

Idade, sexo, LMC, tabagismo.

1.2. Antecedentes:

1.2.1. Não cardíaco :

Diabetes: idade e nível de HbAlc, broncopneumonia obstrutiva, insuficiência renal e utilização de hemodiálise, pré-medicação com corticóides ou tratamento imunossupressor, noção de irradiação torácica, presença de arteriopatia que não cardíaca.

1.2.2. Cardíaco :

CEC redux, hipertensão, dislipidemia.

A gravidade da doença cardíaca pós bypass: a função contrátil do VE associada ou não à disfunção ventricular direita (TAPSE, S').

1.3. A natureza da ação inicial :

Revascularização do miocárdio: o número de vasos revascularizados e a amostragem mono ou bimamária, substituição ou reparação de válvulas, revascularização combinada e cirurgia valvular, endocardite infecciosa, outros tipos de operação.

A duração da cirurgia de bypass e a duração do pinçamento da aorta.

Tempo inicial de ventilação pós-CEC.

Euroscore II.

1.4. Diagnóstico:

1.4.1. Durante a sua estadia:

O tempo entre o aparecimento do primeiro sintoma, o tempo entre o primeiro sinal clínico e o diagnóstico, e o tempo entre o diagnóstico e o reinício da cirurgia. O diagnóstico é efectuado na enfermaria ou nos cuidados intensivos.

O tempo de permanência nos cuidados intensivos após a cirurgia de bypass.

1.4.1.1.   Causas de estadias prolongadas nos cuidados intensivos :

Re-exploração, (assistência circulatória, re-intubação, tempo de ventilação, infeção pulmonar, dificuldade respiratória, disfunção cardíaca pós-CEC, (alteração do estado neurológico, desenvolvimento de sépsis, fibrilhação auricular pós-CEC e insuficiência renal aguda.

1.4.2. Após a alta do hospital:

O tempo entre a alta e o início dos sintomas, o tempo entre a sintomatologia e a admissão, o tempo entre a admissão e a recuperação.

1.4.3. Elementos de diagnóstico :

1.4.3.1.   Sintomatologia :

Febre, dor torácica, serosite ou pus, inflamação cicatricial, instabilidade esternal,

perda de substância cutânea. Ocorrência de IM < 90 dias, insuficiência cardíaca.
Estado crítico definido por choque cardiogénico, choque sético, sépsis grave,
utilização de catecolaminas e assistência circulatória.

1.4.3.2.　　Diagnóstico:

Grau de urgência: retoma no mesmo dia ou retoma diferida.

Diagnóstico clínico ou imagiológico.

A identificação de um germe em hemoculturas pré-operatórias ou numa amostra
local em caso de possibilidade de infeção.

1.4.3.3.　　Pré-medicação :

Terapia antibiótica pré-operatória e sua duração, todas as causas combinadas.

1.4.3.4.　　Biologia :

Níveis de hemoglobina, glóbulos brancos, PCR e procalcitonina.

2.　Dados per-operatórios :

2.1. Técnicas de encerramento do esterno :

O número de fios de aço, a técnica de fecho: X, Simples, Moldura.

O sistema de drenagem através de drenos torácicos ou de um Redon torácico.

3.　Dados pós-operatórios :

3.1. Transfusão :

Número total de glóbulos vermelhos por e pós-operatório, hemoglobina pós-
operatória.

3.2. Complicações pós-recuperação :

Reexame, necessidade de assistência circulatória, necessidade de reintubação em
caso de dificuldade respiratória, duração da reintubação, infeção pulmonar,
disfunção cardíaca, alteração do estado neurológico, sépsis, insuficiência renal aguda.

3.3. Biologia:

PCR e níveis de hemoglobina.

3.4. Dados bacteriológicos :

A natureza do germe identificado e a duração do tratamento com antibióticos.

3.5. Complicações:

-　complicações locais: fistulação da pele, descarga de pus ou serosite, perda de
substância cutânea.

-　Recorrência de mediastinite.

-　Revisão cirúrgica.

3.6. Ficar:

Tempo de permanência nos cuidados intensivos, tempo de permanência pós-
operatória, tempo de hospitalização total.

4.　Taxa de mortalidade e causa de morte :

Objetivo: Identificar factores de risco de mortalidade em doentes com mediastinite pós-cirurgia cardíaca por esternotomia.

Métodos: Estudo retrospetivo realizado no serviço de cirurgia cardiotorácica do HMPIT entre 1 de janeiro de 2010 e 31 de dezembro de 2019. A mediastinite foi definida como uma infeção profunda do local operatório, necessitando de uma revisão cirúrgica com amostras bacteriológicas positivas, ou um aspeto macroscópico de infeção.

Os factores de risco para a mortalidade foram investigados com base em dados relativos ao doente, à cirurgia inicial, ao seguimento pós-operatório da CEC e à gestão pré, per e pós-operatória da cirurgia de repetição.

Resultados: Foram incluídos 55 doentes. A taxa de mortalidade destes doentes foi de 30,9%. os factores de risco incriminados na análise multivariada foram a idade superior a 60 anos e a admissão em estado crítico, por oposição a uma FEVE preservada, que constituiu um fator de proteção.

Os microrganismos mais frequentemente identificados nas culturas bacteriológicas foram os estafilococos, principalmente o aureus.

Conclusão:

Uma melhor compreensão dos factores de risco permitiria a tomada de medidas adequadas para reduzir a incidência desta infeção, limitar a morbilidade e a mortalidade e iniciar medidas preventivas.

Palavras chave	Mediastinite, Mortalidade, Factores de risco, Cirurgia cardíaca, Adulto, Sternotomia

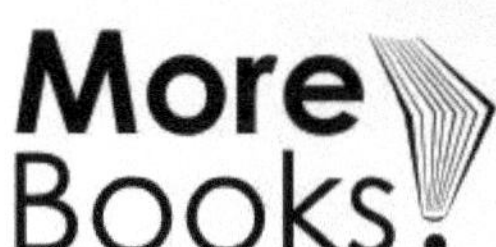

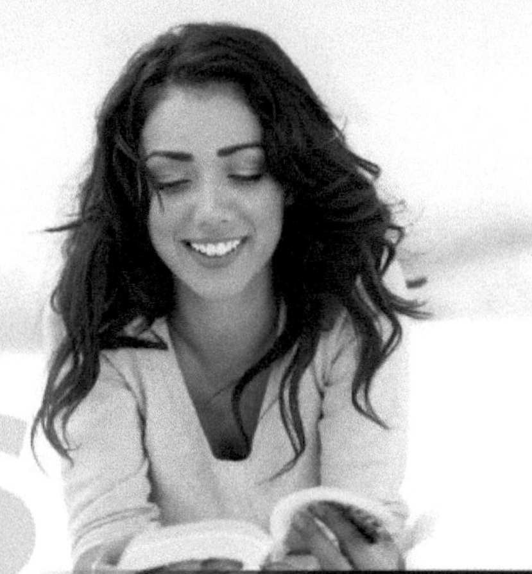

Buy your books fast and straightforward online - at one of world's fastest growing online book stores! Environmentally sound due to Print-on-Demand technologies.

Buy your books online at
www.morebooks.shop

Compre os seus livros mais rápido e diretamente na internet, em uma das livrarias on-line com o maior crescimento no mundo! Produção que protege o meio ambiente através das tecnologias de impressão sob demanda.

Compre os seus livros on-line em
www.morebooks.shop

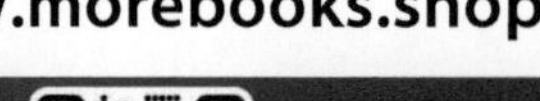

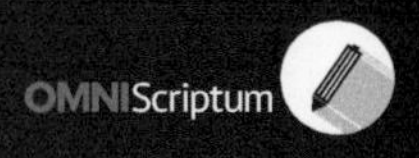

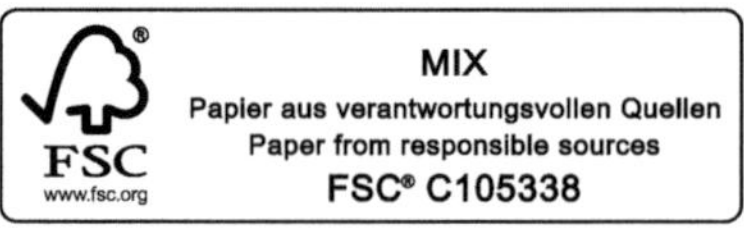

Printed by Books on Demand GmbH, Norderstedt / Germany